神奇的

丛艳辉◎主编

空腹力

U0343043

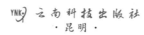
YNK 云南科技出版社
·昆明·

图书在版编目（ＣＩＰ）数据

神奇的空腹力 / 丛艳辉主编 . -- 昆明：云南科技
出版社，2024. -- ISBN 978-7-5587-6046-4

Ⅰ . R161

中国国家版本馆 CIP 数据核字第 2024A3J973 号

神奇的空腹力

SHENQI DE KONGFULI

丛艳辉　主编

出 版 人：温　翔

责任编辑：赵敏杰

特约编辑：郁海彤　肖汉莉

封面设计：李东杰

责任校对：孙玮贤

责任印制：蒋丽芬

书　　　号：ISBN 978-7-5587-6046-4

印　　　刷：德富泰（唐山）印务有限公司

开　　　本：710mm×1000mm　1/ 16

印　　　张：10

字　　　数：142千字

版　　　次：2024年12月第1版

印　　　次：2024年12月第1次印刷

定　　　价：59.00元

出版发行：云南科技出版社

地　　　址：昆明市环城西路609号

电　　　话：0871-64192481

前　言

　　当今社会，人们的饮食习惯往往受到多种因素的影响，如便捷的快餐文化、丰富的美食选择，以及社交场合中的饮食氛围等。传统饮食观念中，一日三餐定时定量、每餐都要吃得丰富饱足的观念深入人心。然而，在这样的情况下，肥胖、高血脂、高血糖等慢性疾病患者的数量却与日俱增，空腹力反而成为了一种稀缺的能力。

　　实际上，空腹力乃是人类与生俱来所具备的一种本能。在现代社会，这种能力尤为关键，因为它能够助力我们在营养过剩且运动匮乏的状态中维系健康、延长寿命。

　　我们所倡导的空腹，并非要求人们通过长时间、过度地忍饥挨饿等极端方式来实现快速减重的目标，而是通过适度把控进食以及有规律地进行空腹，来保持身体的健康并预防慢性疾病。在某些情形下，适当的空腹，即减少食物的摄入量，也可被视作一种轻度的养生举措，尤其是当它用于辅助改善某些健康问题，诸如糖尿病、心脏病等。

　　锻炼空腹力，其目的在于摆脱当下过度饮食的习惯，认知食欲的本质，重新审视我们身体的内在需求，这是一种回归自我的科学饮食方式。

要有效地锻炼自身的空腹力，我们首先需转变自己的传统饮食观念。我们要信赖身体的智慧，以科学的态度和方法去改变传统饮食观念，为锻炼空腹力奠定坚实的基础，进而开启一种更为健康、更具活力的生活模式。

本书从中国传统中医理念以及现代科学研究的视角，归纳总结了现代医学实验研究和临床实践的最新成果，探讨了身体保持适度空腹的益处，以及提升空腹耐受力的方法，并详细介绍了"16＋8"断食、一日一餐、隔日断食、茶断食等多种间歇性断食的方式。读者能够从中寻觅到最契合自己体质的空腹力方案，避免因过度进食而增加身体的负担，从而促进身体清除代谢废物。

希望本书能够使每一位读者都认识到空腹力的诸多益处，并身体力行地加入到空腹力训练的队伍中来，让每个人都能保持年轻、苗条，健康地变老，享受高质量的人生。

通过对空腹力的深入探讨和实践指导，本书旨在引导读者踏上一条更为健康、科学的生活道路，让我们一同开启这一充满活力与健康的新篇章。

目　录

第一章　空腹力是人的本能

第二章　"空腹力"有益于健康

第三章 其实空腹养生由来已久

第四章 间歇性断食，激活空腹力

第五章　吃得少，也要吃得对

第六章　20 道有饱腹感的营养汤

第七章　20 道排毒养生茶饮

第一章
空腹力是人的本能

在没有摄入食物时，我们的身体会通过多种机制来应对，比如调动储存的能量（如脂肪）来维持机体的正常功能。同时，适度的空腹状态也不会对身体造成伤害，反而能促进代谢和细胞修复。只要我们保证摄入足够的营养，身体就能够保持健康。

身体并不需要过多的食物能量

我们习惯于认同"要吃饱,身体才会好"的理念,这种观念源于我们曾经面临温饱问题的历史。年长者见面时常相互寒暄"你吃饭了吗?"体现了大家对"吃饱饭"的重视。丰盛的肉类和海鲜食品等摆满餐桌,成为生活富足的象征。其实,我们的身体比我们想象的更为坚韧和适应,我们并不需要那么多的食物能量。适度少吃、甚至挨饿,并不一定是坏事。

个人的基础代谢是有限的

基础代谢指的是人在休息状态下,维持生命活动所需的最低能量。计算基础代谢的方法有很多,哈里斯 - 本尼迪克特(Harris-Benedict)公式是较常用的一个估算基础代谢率的公式。该公式对于男性和女性有所差异,并且综合考虑了体重、身高和年龄等因素。

对于一位成年男性来说:

基础代谢率 =88.362 +(13.397× 体重 / 千克)+(4.799× 身高 / 厘米)-(5.677× 年龄 / 岁)千卡 / 天

对于一位成年女性来说:

基础代谢率 =447.593 +(9.247× 体重 / 千克)+(3.098× 身高 / 厘米)-(4.330× 年龄 / 岁)千卡 / 天

注:1 千卡 =4.1840 千焦

基础代谢还与人的日常活动量相关，对于轻体力劳动者来说，每日所需的能量略高于基础代谢，对于长期从事重体力劳动或高强度的体能训练者来说，每日所需能量可以达到基础代谢的 1.9 倍。我们可以将自己的身体信息代入公式中计算出自己的基础代谢率，再换算成食物的热量，从而得出食物的量。通过数据可以看出，对于我们大多数人来说，只需适量摄入食物就能满足身体的能量需要，不必大量进食。

身体能够储存多余的能量

当摄入的能量超过身体所需时，多余的能量会以脂肪的形式储存在脂肪细胞中。这些储存的脂肪可以在身体需要能量时被分解，为人体提供能量。此外，肝脏和肌肉中能够储存一定量的糖原。当我们进食后，过多的葡萄糖会转化为糖原储存，以备不时之需。在短时间内需要能量时，糖原能够迅速转化为葡萄糖供给身体使用。如果身体长期处于储存能量的状态，会导致一系列健康问题。

人天生具有耐饿的能力

从血糖的稳定与调节血糖激素的角度来看，人天生具有较强的耐饿能力。正常的血糖水平有助于维持代谢平衡，确保身体各系统正常运作。在进食后，血糖水平会升高，而机体分泌的降低血糖的激素只有胰岛素。经常性地进食过多会对胰腺的功能造成阻碍，导致体内的糖分无法及时消耗，从而引发糖尿病。

相比之下，当身体处于饥饿状态时，有多种激素参与提升血糖，包括肾上腺素、生长激素、甲状腺素、皮质醇和胰高血糖素等。这些激素共同作用，帮助身体在缺乏食物时维持血糖水平。这也说明我们的身体天生善于应对空腹状态，并能有效调节能量供应，以维持生命活动。

疾病多由进食太多引起

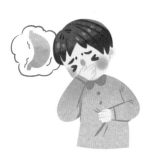

过量进食会导致超重或肥胖，这已经成为共识。不仅如此，过度进食还是很多疾病发生的重要原因，以下是几种较为普遍的情况。

胃肠道疾病

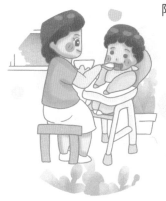

进食过多带来的直接危害是胃肠道负担加重，导致消化不良。如果每顿都吃得很饱，会使胃肠道得不到休息，久而久之，使胃肠道功能下降。胃黏膜上皮细胞的寿命很短，每 2～3 天就需要更换一次。如果食物未被充分消化且胃部被持续充满，胃黏膜修复就会变得困难。胃液的大量分泌可能破坏胃黏膜屏障，导致胃部炎症和消化不良。长期下来，可能还会引发胃糜烂或胃溃疡等疾病。

如今，儿童更是常因饮食过量而生病，而非饥饿。小孩往往无法自己控制食量，尤其在面对喜爱的食物时，容易过量进食。此外，一些家长担心孩子饿着，强行喂食也会导致积食。长期如此，可能引发内热、虚弱等问题，从而损害脾胃功能，影响免疫系统，增加感冒、咳嗽甚至肺炎的风险。对于儿童而言，脾胃功能尚在发育中，适度的饥饿有助于减轻脾胃的负担。

心血管疾病

进食过多高热量和高脂肪的食物会导致血液中胆固醇和甘油三酯水平升高。这些物质会在血管壁上沉积，使血管壁变厚、血管变窄，从而妨碍血液的正常流动，进而增加心脏病和中风的风险。

咸菜、方便食品以及各种调味酱料虽然受到许多人喜爱，但这些食物往往含盐量较高。过多摄入高盐食物会导致体内水分和钠的滞留，从而引起血压升高。高血压是心血管疾病的重要风险因素，因此血压升高可能增加患心血管疾病的风险。

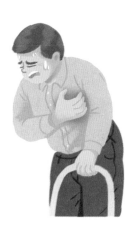

此外，过量进食也会导致肥胖，过高的体重增加了心脏的负担，使其在维持正常生理功能时需付出更多努力。

糖尿病

糖尿病是一种由胰岛素绝对或相对分泌不足以及利用障碍引发的，以高血糖为标志的慢性疾病。据统计，目前我国糖尿病患病率已逾

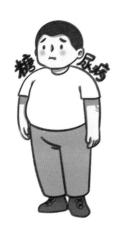

10%，病人总数已超过 1 亿。该疾病主要分为 1 型、2 型和妊娠糖尿病三种类型。其中 1 型糖尿病与遗传因素有关，而过量饮食导致的肥胖是 2 型糖尿病的主要诱因之一。

人体胰岛细胞每天合成一定量的胰岛素，以应对摄入的葡萄糖和热量。然而，这种调节是有限度的。如果每天摄入大量脂肪和葡萄糖，则身体需要更多的胰岛素来代谢葡萄糖，维持血糖正常水平。当超过胰岛细胞的调节能力时，血糖就会升高。如果长期过量进食，尤其是碳水化合物及高脂肪饮食较多，就会导致胰岛长时间高负荷工作，从而引发胰岛受损，胰岛素抵抗，最终可能导致糖尿病的发生。

骨质疏松症

长期过量进食可能会导致骨质疏松。这是因为过度饱食会增加人体内甲状旁腺激素的分泌，这种激素会促使骨骼中的钙流失，进而引发骨质疏松。尤其是对于年龄较大的人群来说，由于生理原因，钙的流失速度本来就较快。如果再加上暴饮暴食的习惯，钙流失会更加明显，增加骨质疏松的风险。

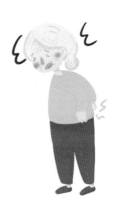

身体的炎症

摄入过多红肉（如猪瘦肉、牛肉及羊肉等）、加工肉类（如烟熏肉、香肠）、高碳水化合物食物（如精细主食和高糖食物）、高盐食物（如咸菜、盐渍肉），以及含有反式脂肪酸的食品（如含人造奶油的蛋糕）都会促进体内炎症反应，增加 2 型糖尿病、结直肠癌、肥胖等患病风险。此外，长期饮酒会导致酒精性肝炎、肝硬化及肝癌，因为酒精在肝脏代谢过程中产生的乙醛会损伤肝细胞。

心理问题

饮食过量还可能对心理健康产生负面影响。首先，肥胖可能引发心理压力、抑郁和焦虑，这些问题部分源于体重增加带来的身体不适和社会压力。其次，不健康的饮食习惯也可能会影响脑部功能，导致情绪不稳定和认知能力下降。有研究表明，一半以上的老年痴呆症和青壮年时期长期饱食有关。此外，过量进食可能引发失眠、神经衰弱等问题，进而对心理健康产生负面影响。

不要在"营养过剩"的年代"营养不良"

在谈到营养不良时，我们通常会联想到瘦骨嶙峋的人，这种情况多是由于食物极度匮乏所导致。然而，在如今这个食物极度丰富的时代，隐形的营养不良问题却愈发突出。尽管很多人看起来并不瘦，每天的饮食量也不少，但由于膳食结构不合理、过度依赖方便食品等原因，身体仍然缺乏必要的营养元素。

蛋白质与碳水化合物应均衡摄取

部分人群过于依赖碳水化合物，忽视高蛋白食物，这可能导致肌肉流失和免疫力下降。这一情况在老年人群体中较为普遍，因为蛋白质是构成肌肉的重要成分，如果身体缺乏蛋白质，可能导致骨骼肌退化和肌肉量减少，从而降低保护能力和支撑能力，增加骨骼、关节承受的压力，最终可能引发关节的慢性疼痛。对于青少年来说，蛋白质缺乏也会导致身体发育迟缓、注意力不集中等问题。

根据《中国居民膳食指南》，普通成年人每天的蛋白质摄入量应根据体重来计算，建议每公斤体重摄入 0.8～1.2 克的蛋白质。例如，1个 70 公斤的人每日需要 56～70 克蛋白质。这只是一个推荐量，具体需求会因个体的身体状况而有所不同，因此应根据自身情况摄入足够的优质蛋白质。

在食物来源方面，100 克瘦肉约含有 20 克优质蛋白，这大约相当于一块手心大小的肉。1个鸡蛋提供约 6 克蛋白质，而 100 毫升牛奶大约含有 3 克蛋白质。此外，豆类、坚果也是优质蛋白质的来源。在日常饮食中，可以通过适量食用瘦肉、鱼类、豆类、乳制品和坚果等食物来增加蛋白质的摄入。同时，这些蛋白质来源通常需要更长的时间来消化，有助于延缓胃排空，从而有利于维持饱腹感，控制进食的总量。

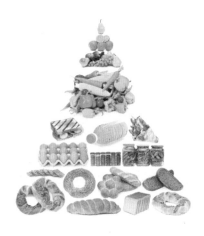

也有一部分人意识到蛋白质的优势，于是进食大量的肉类，少吃或不吃碳水化合物含量较高的主食，这同样也不可取。盲目摄入大量高蛋白质

食物会对身体的代谢造成负担。过多的蛋白质会增加肾脏和肝脏的负担，导致代谢不平衡，可能引发消化问题以及电解质失衡。此外，长期高蛋白饮食还可能影响骨骼健康，引发心血管系统问题。

碳水化合物是身体主要的能量来源，对维持正常的生理功能和运动表现很重要。过度限制碳水化合物摄入可能导致能量不足，出现疲劳、注意力不集中等问题。

碳水化合物可以分为简单碳水化合物和复杂碳水化合物。简单碳水化合物（如糖果、甜点、含糖饮料等）能够迅速提升血糖水平，给人带来短暂的能量，但往往会导致能量迅速下降，容易引发饥饿感。而复杂碳水化合物（如谷薯类等）则含有更多的纤维和营养成分，有助于持久地供应能量。

多吃新鲜蔬菜，少吃或不吃加工食物

快餐的普及使得人们更倾向于选择快速、简单的饮食，而非均衡营养的餐食。许多方便食品和零食虽然热量较高，但营养价值往往较低，长期食用可能导致维生素和矿物质的摄入不足。此外，这类食物通常缺乏膳食纤维，会影响消化系统的健康，还可能引发便秘及其他消化问题。

随着社会的进步，食品厂家和餐饮业越来越注重食品口味而非营养价值，导致我们摄入的食物常常含有高热量和高盐分。在食用这些高热量食物时，会刺激大脑释放使人愉悦的神经递质，从而产生愉悦感。这种愉悦感会促使人们不断重复进食，形成习惯。例如，一块苹果和一片薯片的热量都大约为 15 千卡，但苹果的维生素和膳食纤维含量远远高于薯片。但是薯片由于含有较多的脂肪和盐分，以及其酥脆的口感，更容易导致人们过量食用。长此以往，多余的热量会转化为脂肪在体内积聚，增加内脏的负担。

此外，食品添加剂在加工食用中广泛使用，虽然它们可以改善食品的口感、外观和保质期，但某些添加剂可能对健康有潜在风险。有研究表明，一些人工色素可能与过敏反应、注意缺陷多动障碍（ADHD）等问题有关。而常用于防腐以延长食品保质期的添加剂，如硝酸盐、亚硝酸盐、山梨酸钾、苯甲酸等过量摄入可能会导致消化问题，并且亚硝酸盐在特定条件下可能转化为致癌物质。

长期进食大量加工食品因其丰富的口味使人越吃越想吃，但实际上摄入的却是更多的热量和添加剂，导致身体脂肪堆积和代谢负担加重。长期食用加工食品可能导致体内缺乏多种必需营养元素，即使体重正常或偏重，也可能造成"隐性营养不良"，表现为易感疲劳、免疫力下降和皮肤问题等。

因此，我们在选择食物时，可以优先选择天然、未加工的食物，如水果、蔬菜、全谷物和坚果等，这些食物通常富含更丰富的营养素，对于加工食品则应限制食用或避免食用。同时，在食材的加工过程中，尽量选择凉拌、炖煮、快炒等能够保留营养的烹饪方式，避免使用炸制等重油、重盐的烹饪方法。

有时感到饥饿，并不代表身体需要进食

空腹力指的是认可饥饿的益处，并用以改变过度进食的力量、意志力和决心。然而，很多时候我们过度进食，并非单纯因为生理性饥饿或对食物的贪念，而是受到心理因素、激素变化、疾病以及传统饮食观念的影响。当我们了解这些容易导致自己进食过度的因素，并从根本上改善或解决这些问题，这将帮助我们更从容地进行空腹训练。

心理性饥饿，是由情绪和心理状态引起的一种对食物的渴望，心理性饥饿可以在情绪紧张、无聊、孤独或者其他情绪压力下出现，此时大脑会误解这些情绪信号为身体需要食物的信号。以下是心理性饥饿的几种常见情形。

用美食庆祝高兴的事

人们在高兴时往往会不自觉地进食过量的高热量食物，这与大脑释放的愉悦化学物质有关。愉悦的情绪会增强人体对食物的渴望，使人更容易选择高热量食物来进一步提升这种感觉。此外，喜庆的场合往往伴随着大餐和举杯庆祝，这种饮食文化已经深入人心。在这些活动中，丰富的肉类、海鲜和甜点等美食常被认为是受欢迎的选择，常常

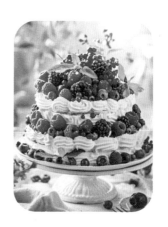

用来营造欢乐的氛围。在这种情况下，人们通常会不自觉地进食过量的高热量食物。

压力大而导致食欲增加

人在压力大的时候，常常会感到食欲增加。这种现象与身体的应激反应有关，压力会导致体内释放出一些激素，如皮质醇，它们可以影响

食欲调控中枢。有些人在面对压力时会寻求食物来缓解紧张感，这种行为被称为应激性进食。

应激性进食不仅仅是生理需求的反应，也与情绪和心理状态密切相关。人们可能通过进食来寻求安慰或者短暂的愉悦感，以应对压力带来的不适和焦虑。

神经性贪食症

神经性贪食症是一种进食障碍，其主要特征是间歇性或反复发作的暴食冲动。在短时间内，患者会出现强烈的进食冲动，难以自我控制，迅速摄入大量食物。有些患者在进食过程中无法停止，不论是他们喜欢的，还是不喜欢的食物，都会不断进食直至感到非常饱胀，有时甚至觉得无法再咽下一口。

很多时候，吃东西只是为了缓解压力和焦虑。但我们更要知道满足口欲并不代表对身体的善待，反而是将问题转嫁给身体，导致健康问题的积累。当我们意识到情绪和心理对食欲的影响时，我们可以回归到情绪的疏解、心理问题的解决上，用更健康的方式去应对。

除了心理性饥饿，激素分泌异常以及某些肠胃疾病也可能导致食欲增加。针对这些情况，需要进行身体调理或治疗，以改善过度进食的情况。

激素分泌异常导致食欲增加

人体内多种激素物质参与控制能量平衡，通过复杂的负反馈循环系统调节食欲和饥饿感。这些激素包括胰岛素、胰高血糖素、皮质醇、甲状腺激素、瘦素、生长激素释放肽和胰高血糖素样肽 -1 等。它们与大脑中枢神经控制食欲和饥饿感的区域紧密相连，通过信号传递影响食物摄入和能量代谢。

高胰岛素水平会增加食欲，尤其是对高碳水化合物食物的渴望。

瘦素是由脂肪组织分泌的激素，其主要功能是抑制食欲，帮助调节能量平衡。当瘦素水平较低时，它会向大脑传递脂肪储备和热量摄入减少的信息。大脑随之反应，增加饥饿感并降低能量活动，表现为嗜睡、缺乏动力以及节食期间的不适感。

甲状腺功能亢进症（简称甲亢）是由于体内产生过多的甲状腺激素，导致新陈代谢过快的一种疾病。由于新陈代谢加快，身体对能量的需求增加，患者可能会更容易感到饥饿，进而食量增加。

此外，胃泌素、脂联素、口服激素类药物等也会影响人的食欲。在影响人食欲的十几种激素中，只有少数几种激素可以通过医学干预，大多数情况下，我们需要通过调整生活方式来平衡激素。

脾胃虚损也会导致食欲增加

脾胃阴虚会影响食欲，通常表现为食欲减退或"消谷善饥"，即食量增加但食后不久又感到饥饿。脾胃阴虚者，可能出现口干、胃部隐痛和灼痛等症状，同时对饮水需求增加。此时，食物虽迅速消化，但未能充分吸收。可通过中药调理、食疗和推拿等方法改善脾胃功能，减轻异常食欲。

少食多餐，不利于培养空腹力

近年来，少食多餐的饮食观念深入人心，很多人认为只要减少每顿饭的食用量，增加进食的次数就能达到养胃的目的，然而少食多餐并非适合每个人。同时，少食多餐这种饮食模式常常会使身体持续处于进食状态，抑制了对饥饿感的适应能力。

少食多餐只适合特定人群

对于有糖尿病、肝炎、胃肠道功能减弱等疾病的患者，通过少食多餐的方法可以有效控制血糖，减轻肠道负担，有利于身体对营养的吸收。但是，对我们大多数人来说，少食多餐的饮食方式并不可取。

对于健康的人群来说，身体有其自然规律，到时间就会感到饥饿。如果打破了这一规律，经常在不那么饥饿的时候去进食，就会使胃肠道工作时间变长，增加其负担，从而导致消化不良、胃灼热、胃肠炎等胃肠道疾病。此外，对于本身就患有溃疡性结肠炎、胃炎、胃溃疡这类疾病的人来说，少食多餐会反复刺激胃黏膜，使胃酸分泌增加，从而导致炎症加重、溃疡面变大。

少食多餐会影响身体代谢

很多人喜欢随身备着零食，在两餐之间随时食用，但是长此以往，会导致胰岛素分泌不稳定，进而影响血糖控制，有可能诱发糖尿病或其他代谢相关疾病。尤其是饼干、面包等碳水化合物含量较高的零食，更容易引发胰岛素频繁地分泌，这可能导致胰岛素抵抗或其他代谢问题。

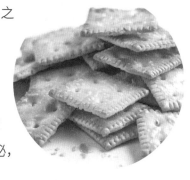

此外，不规律的进食模式可能干扰体内其他激素的平衡，如甲状腺激素和胃肠激素，从而影响正常的新陈代谢和能量调节功能。少食多餐容易让人忽视每餐的实际热量摄入，从而导致总体热量摄入过多，不利于控制体重。

为了有效培养空腹力，建议采用规律的饮食模式，减少频繁进食，让身体逐渐适应较长时间的空腹状态。这有助于增强自我控制力，提高对饥饿感的忍受能力。

"一日"不必"三餐"

人们过度强调规律饮食的重要性，往往会造成一定的误区，就是认为每一顿饭都定时定量地吃，到了饭点，哪怕不饿也要吃。然而，越来越多的研究表明，一天吃三餐只是逐渐形成的习惯，并不是身体所必需的，少吃一餐或者偶尔跳过一餐对身体有好处。

少吃一餐也无妨

一顿饭通常需要在胃中停留 2 ～ 4 个小时进行初步消化，随后再进入肠道，经过 5 ～ 8 个小时进一步消化和吸收。如果三餐之间的间隔太短，前一顿饭还未消化完，又吃下一顿饭，这会降低消化系统的效率，导致营养吸收不完全，同时废物排出也受到影响。长此以往则会导致免疫力下降，并增加身体器官出现病变或癌变的风险。

当感到不饿，并且精力消耗较低时，跳过一餐可以让身体有充足的时间消耗完之前餐食中的热量。这样可以降低体内多余的热量储存，帮助机体维持能量平衡。每天都保持一段时间的空腹可以让胃肠道得到休息，有助于改善消化功能和整体胃肠健康。

现代医学并未有确凿证据证明一日三餐对健康有积极作用，相反，越来越多的实践和研究表明，食物摄入量越多，罹患各种疾病的风险越高。人在进餐后，胰岛素水平会升高以帮助处理血糖。长期高胰岛素水平可能导致胰岛素抵抗，这是糖尿病致病的一个危险因素。通过减少餐次和限制饮食时间，可以有助于降低胰岛素水平，改善胰岛素敏感性，减少胰岛素抵抗的风险。

早餐也可以不吃

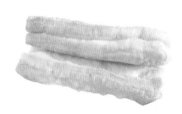

很多人过分强调早餐的重要性，认为不吃早餐会导致各种疾病，因此早餐一定要吃，而且还要吃好，其实并非如此。

古人日出而作、日落而息，往往

忙碌了一天，很早便睡觉休息了。而我们现代人吃晚餐和睡觉的时间往往比较晚，而且也没有那么多的体力消耗，早餐没有食欲是很正常的现象，晨起时，肠胃尚处于休眠状态，如果不感到饿，还要强行

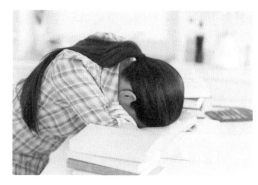

早餐吃得过饱可能会导致人感到昏昏欲睡

进食早餐，强迫肠胃进入"工作状态"，会导致肠胃负担过重。

有人认为可以将热量较高的食物安排在早晨进食，因为白天会被消耗掉，因此放松了对早餐的限制，尽情食用蛋糕、油炸食品等高热量食物，或过量食用包子、馒头、粥、面条等。这些常用来当作早餐的食物的碳水化合物含量较高，摄入过多会导致血糖水平迅速上升和随之而来的急剧下降，这种波动会刺激饥饿感，导致午餐进食更多。

另外，早餐进食过多也会导致血液向胃集中，分配给大脑、肢体等部分的血液量减少，从而出现疲倦乏力的症状，反而不利于上午的工作。

如果前一天晚上吃得比较饱或者吃了较难以消化的烤肉串等食物，第二天早上其实可以不用吃早餐，可以喝一些清淡的蔬菜汤或一杯茶饮，来帮助舒缓肠胃。

不饿可以不吃

培养一种"不饿就不吃"的观念，可以帮助你更好地识别身体的真正饥饿信号，从而避免不必要的进食。这种方法有助于减少热量摄入，从而达到身轻体健的效果。而且，最大的成就感往往来自重新掌控

自己的身体，感受到自律和自我控制的满足感。

规律三餐并非健康的铁律，如今，我们的生活变得极为便利，可以在家里不出门就能订购所需的一日三餐及日常用品。体力劳动相对减少，食物的获取却变得更加容易。伴随着生活方式的巨大改变，我们的饮食方式也势必迎来巨大的变化。

正如食品历史学家塞伦·查灵顿-霍林斯所说，我们对进食频率的需求正在逐步改变。"数个世纪以来，一日三餐已经成为习惯。然而，如今这种模式正在受到挑战，人们对食物的看法和需求正在发生变化。随着生活方式的稳定化，与19世纪相比，我们的工作强度减小，因此我们所需的能量也相应减少。未来，我们可能会减少主餐和简餐的次数，因为食物已经无处不在。"

一天只吃两餐或将食物控制在一个特定的时间段内食用，这些方法都是可行的。实际上，"吃几餐"以及"何时吃"对健康的影响并不大，关键在于控制好一天中进食的总热量。同时，我们应根据自己的工作和生活规律，选择最适合自己的饮食方式，让自己感到舒适。

吃到八分饱就够了

八分饱是身体实际需求的食量，能够使人既不会提前感到饥饿，也不容易导致肥胖。然而，许多人往往无法准确掌握这一点。他们常常把感觉胃部充盈至九成饱作为最低标准，甚至吃到使自己感到胀满的十成饱。在缺乏足够运动的情况下，这种习惯很容易导致体重增加。

首先，我们怎么知道自己吃到几分饱了呢？

饱腹感等级一览图

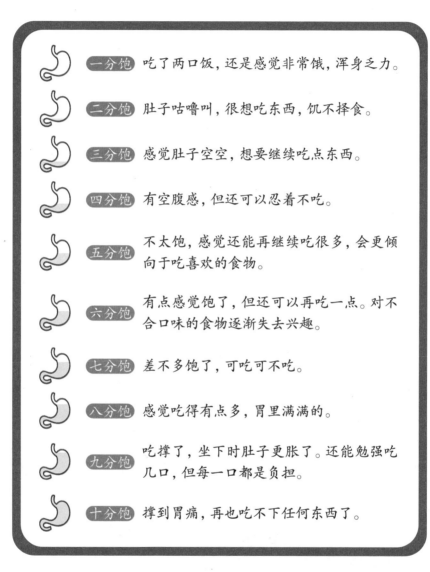

一分饱　吃了两口饭，还是感觉非常饿，浑身乏力。

二分饱　肚子咕噜叫，很想吃东西，饥不择食。

三分饱　感觉肚子空空，想要继续吃点东西。

四分饱　有空腹感，但还可以忍着不吃。

五分饱　不太饱，感觉还能再继续吃很多，会更倾向于吃喜欢的食物。

六分饱　有点感觉饱了，但还可以再吃一点。对不合口味的食物逐渐失去兴趣。

七分饱　差不多饱了，可吃可不吃。

八分饱　感觉吃得有点多，胃里满满的。

九分饱　吃撑了，坐下时肚子更胀了。还能勉强吃几口，但每一口都是负担。

十分饱　撑到胃痛，再也吃不下任何东西了。

如何使自己吃到八分饱，防止进食过度，我们可以从以下两点入手。

专心进食

通常情况下，我们在进餐时并不会仔细感受自己的饱腹感。如果能够集中注意力，慢慢咀嚼，从第一口开始就注意到自己对食物的需求程度、食欲的变化以及进食速度的快慢，那么会感受到每一口食物带来的满足感以及饥饿感逐渐消退的过程。

当感受到胃部逐渐充实的时候，便能够逐步体会到不同饱食程度之间的区别。因此，找到七成饱的感觉，并将其作为日常的进食量，可以有效预防过度进食。

反之，如果在进食时分心，例如边吃边交谈、处理事务或看电视、上网，就很难准确感知自己的饱食状态，容易不知不觉地摄入过多食物。

饱腹感延迟反应

当我们吃得过快时，我们可能无法即时感受到胃的充实程度。这种情况下，大脑可能还未接收到胃的真实饱满信号，导致我们继续进食直到胃壁完全伸展并触发饱满信号。我们胃的容量是有限的，成年人的胃容量通常大约是 1 升到 1.5 升。因此，当我们大量摄入食物时，胃壁会伸展，传递给大脑的信号是"饱了"。然而，这种感觉有时会有所滞后，

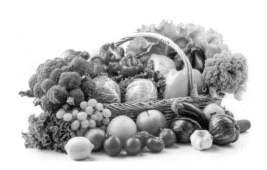

导致我们在已经吃得过多之后才意识到。因此，当我们感觉吃得很饱的时候，其实已经吃撑了。所以不要狼吞虎咽，养成细嚼慢咽并适量进食的习惯。

身体战胜饥饿时的条件反应

我们知道，人在不进食、只喝水的情况下，可以存活 7 天左右。这是因为当我们停止进食后，身体会通过一系列复杂的生理来应对这种状态，以确保生存。这些反应涉及多个系统和器官的协调工作，包括肝脏、脂肪组织、肌肉等。了解饥饿时的生理机制可以帮助我们更科学地进行空腹训炼和饮食管理。

饥饿 24 小时内

停止进食后大约 5 小时后，我们的胃会排空，血糖也恢复到正常水平。在这个阶段，上一餐所提供的能量几乎被消耗殆尽，与此同时，饥饿素的分泌开始增加，身体感受到饥饿感。

停止进食 8～12 小时，为了维持血糖稳定，肝脏会分解储备的肝糖原为身体供能。在这一阶段，你可能会发现饥饿感有所减轻，而不是像断食 5 小时那样强烈。

然而，经过 12 小时后，我们的肝糖原储备也基本会耗尽，这时候人会感到烦躁或饥肠辘辘，这是因为身体开始燃烧脂肪了。在这个过程中，脂肪被分解为游离脂肪酸用于能量供应。由于脂肪释放能量的速度较慢，身体还需利用一部分蛋白质转化成葡萄糖，因此可能导致少量肌肉流失。这是身体对抗饥饿的第一道防线。

研究表明，空腹 16 小时可以启动自噬功能，细胞会开始分解体内多余的蛋白质和脂肪，以进行修复和再生。此外，在禁食后的 12 ～ 24 小时内，脂肪能量的供应增加了 60%，尤其在 18 小时后明显提升。同时，酮体的含量也会增加，作为信号分子，帮助身体在压力环境中更有效地调节新陈代谢。

饥饿 24 ～ 48 小时

在饥饿状态持续 24 ～ 48 小时内，身体开始利用糖异生^①来维持能量供应。此时，肌肉中的氨基酸会被分解并转化为葡萄糖，通常每天约有 75 克蛋白质用于供能。此外，脂肪也会被分解，形成甘油，并转化为葡萄糖以支持能量需求。

这一阶段的代谢变化确保了即使在缺乏食物的情况下，身体仍能维持基本的生理功能和能量水平。随着时间的推移，身体逐渐适应这种能量来源的转变，进一步增加脂肪的利用。

饥饿 3 ～ 7 天

在饥饿状态持续到 3 天后，身体的代谢模式会发生显著变化，开始以分解脂肪为主。此时，糖原储存和生产能力下降，脂肪通过 β- 氧化大量产生酮体，作为主要能量来源。

大脑等重要器官逐渐适应使用酮体供能，糖的需求显著降低，从每天 80 克减少到约 30 克。尽管如此，大脑仍然需要一些葡萄糖，葡萄糖

①糖异生是指生物体将多种非糖物质转变成葡萄糖或糖原的过程。

主要来源于甘油，约 20 克 / 天。与此同时，蛋白质的分解量也会减少，从早期的每天 75 克降低到约 20 克，这有助于保护肌肉组织，优化能量利用效率。这种代谢适应使得身体能够在缺乏食物的情况下维持生理功能，减少对肌肉蛋白质的损耗，增强生存能力。

随着酮体的增加，身体会出现一些代谢变化。由于酮体是酸性物质，其增加可能会导致代谢性酸中毒。这种情况会引起身体内的酸碱平衡失调，从而导致电解质紊乱，特别是阳离子（如钠、钾、镁等离子）的流失。

由于酮体是阴离子，需要与阳离子结合以维持电荷平衡，因此在大量酮体生成的情况下，阳离子随尿液的排出增加，可能会导致低钠血症或其他电解质失衡。这种电解质紊乱可能会影响心脏和神经系统的功能，身体可能会出现呕吐、恶心、肌肉酸疼等症状。

极度饥饿

在极度饥饿的情况下，当脂肪储备耗竭后，身体会开始分解重要器官的蛋白质来维持生命。这种过程会导致器官功能的永久性降低或丧失，最终可能导致死亡。

随着蛋白质和能量的减少，免疫系统功能下降，人体在此时更易受到感染，而感染也是极度饥饿引发死亡的主要原因之一。此外，电解质紊乱可能导致心律失常，代谢性酸中毒同样是致命的原因之一。

由此我们可以看出，大多数人可以安全地进行 12 ～ 24 小时的空腹。这种短期空腹常见于间歇性禁食，通常不会对健康造成明显影响。超过 24 小时的空腹可能会导致电解质失衡、营养缺乏和代谢问题，尤其是在缺乏适量的补水和电解质补充的情况下。

空腹是要戒掉坏的饮食习惯

我们提倡的"空腹力"强调在适当的时候给予身体短暂的休息，使消化系统得以恢复，从而提升生活质量。我们主张适度节食和合理的饮食结构，核心在于控制饮食量和时间，既满足身体的营养需求，又能享受美食的乐趣。一方面，我们要避免极端节食；另一方面，对于传统的饮食习惯，也需要进行调整。

从"按时吃饭"到"按需进食"

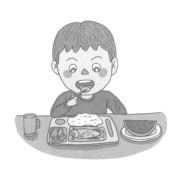

传统的饮食习惯强调定时进餐，有助于维持规律的生活和能量供应。然而，随着人们生活方式的多样化，按需进食的理念让我们更加关注自身的生理需求。通过倾听身体的信号，我们可以更好地调整饮食，避免不必要的过量进食。

从"一饿就吃"到适度延长空腹时间

在传统观念中，饥饿被视为对身体有害的因素，认为一旦感到饥饿就意味着身体能量不足或营养缺乏，需要立即进食。然而，在生活方式日益智能化的今天，人们普遍存在运动不足、能量消耗减少的情况，适度延长空腹时间的理念开始获得许多人的认可。研究表明，适度的空腹可以促进身体的代谢，增强细胞的自我修复能力，并提高胰岛素敏感性。

这种方法的关键在于科学安排和逐步适应。例如，可以通过提前吃晚饭和推迟吃早饭的方式，先保持一天中空腹 12 小时，然后逐渐增加到 14 小时或 16 小时，同时注意观察身体的反应。在这个过程中，要保持充足的水分摄入，并结合适量的运动，以有效提升身体的耐受能力和整体健康水平。

从盲目节食到合理选择

也有人意识到，进食过多会导致身体疾病，而肥胖又会带来形象上的困扰，因此采取较为极端的节食方法。传统的极端节食往往导致营养不良和身体机能下降，而我们提倡的"空腹力训练"则强调通过合理的饮食选择来维持身体的正常运作。选择营养丰富、低热量的食物，如新鲜蔬菜、水果、多种谷物和优质蛋白等，能够为身体提供所需的能量和营养。

同时，空腹力训练并非单纯的减肥手段，其主要目标在于提升身体的自愈力和增强身体机能。这意味着，通过科学的方法和合理安排饮食，我们不仅能够实现体重管理，还能够改善整体健康水平，从而提高生活质量。

患有这些疾病不适合空腹训练

空腹训练并不一定适合每个人，对于患有一些基础性疾病以及特定人群来说，长时间空腹会对身体产生不良影响。

糖尿病患者

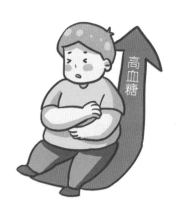

对于糖尿病较严重的患者，即使饥饿也可能无法有效刺激升糖激素的分泌，反而可能导致血糖过低，从而引发昏迷或神经损伤。如果长时间不进食可能引发低血糖，出现头晕、乏力、心慌等症状，严重时甚至可能危及生命。在饥饿时应及时进食以缓解症状，不适合强行进行空腹练习。

心血管疾病患者

对于心血管疾病患者来说，长时间不进食可能导致血糖和血压波动，增加心脏负担，可能引发心绞痛或其他心血管问题。

消化系统疾病患者

消化系统疾病患者不适宜长时间空腹。长时间不进食可能导致胃酸分泌增加，从而引发胃痛、胃灼热等不适症状。

孕妇和哺乳期女性

孕期和哺乳期女性需要充足的营养以支持胎儿或婴儿发育。如果长时间空腹，会影响母体和胎儿的健康，同时也会影响乳汁的分泌。

身体瘦弱者或老年人

身体瘦弱者或老年人如果长时间不进食，可能引发低血糖，出现心慌、手抖、眼前发黑，甚至晕倒等症状。很多老年人身体本身存在一些基础疾病，饥饿导致的低血糖可能会引发更严重的健康问题，比如心脏病或中风。

对以上这类人群来说，需要保持规律的饮食，避免过长时间空腹。可以在控制总热量的前提下少食多餐，以维持稳定的血糖水平。

第二章
"空腹力"有益于健康

古人说："要想小儿安，三分饥与寒。"说明适当的饥饿对儿童的健康有促进作用，有助于儿童的成长。对于老年人来说，适度控制体重有助于减少慢性病的发生，从而提高生活质量。现代科学也证明，适度空腹对身体有诸多益处。

适度"挨饿"，能提升免疫力

适度的饥饿有助于免疫力的提升。研究表明，间歇性断食或限制热量摄入，能在一定程度上刺激免疫系统的反应，使其更加有效地应对感染和疾病。

适量少吃能增强身体免疫功能

现代科学研究也表明，限制热量摄入可以增强免疫细胞的抗癌和抗感染能力。美国国家过敏与传染性疾病研究院的 Yasmine Belkaid 团队在《Cell》杂志[1]上发表的研究结果显示，当热量摄入受限时，人体免疫细胞会进入骨髓中保持活跃状态。这种保留实力的作用使得免疫系统能够在面临异常情况时迅速作出反应，展现出更强大的抗癌和抗感染能力。

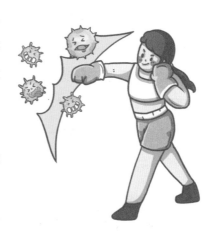

英国专家也表示，通过节食可以

① 《Cell》杂志是生命科学领域最具影响力、最有名望的学术期刊之一，与《Nature》和《Science》并列为世界三大顶尖学术期刊。

有效增强免疫力，特别是对于年老者或正在接受化疗的人群尤为有益。专家解释称，节食时人体会通过一系列机制节约能量，其中包括回收和重建那些无用或受损的免疫细胞。这种过程可以被看作是免疫系统的一种重建，尤其对于因年老或化疗而免疫系统受损的人尤为重要。

总的来说，适当的饥饿对于免疫系统有以下益处。

1. 减少炎症反应

长期过度进食会增加体内的氧化应激，这会导致细胞损伤和炎症反应。适度的热量限制或间歇性禁食，有助于减轻氧化应激和炎症，降低慢性炎症的发生，这对免疫系统的健康非常重要。

2. 促进自噬作用

少吃能激活细胞自噬，这是一种令人惊叹的生理机制，它通过清除老旧受损的细胞，使身体焕发活力。就像细胞在自我"清理"一样，自噬机制帮助身体修复受损细胞。禁食期间，细胞像勤奋的"小工匠"，清理因年龄、环境污染或被病毒损害的细胞，类似于我们定期清理家里的杂物，让身体变得焕然一新。

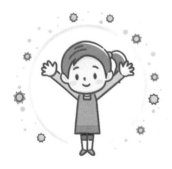

3. 调节免疫细胞功能

饥饿可以影响免疫细胞的生成和功能，使其更具战斗力，能更有效地应对病原体入侵。

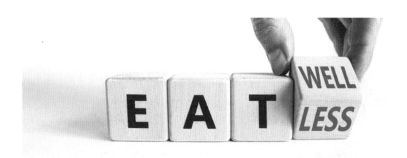

　　然而，需要强调的是，饥饿的程度和时长控制在合理范围内非常重要。长时间严重的饥饿会削弱免疫系统，增加感染的风险。因此，适当的饥饿是指短期的、控制在医学建议范围内的饥饿状态，而非长期的营养不良或极端的限食。

　　适度的饥饿有助于激发身体的自愈力，促进身体恢复。这一观点在中国传统医学和现代医学中都得到了一定的验证。我们可以在保证身体所需营养的前提下，限制食物的摄入量，维持在适度饥饿的状态，通过饥饿可以激活身体自身的调节和修复机制，帮助清除体内的有害物质，调整机体平衡，从而达到治病强身的效果。

空腹提升大脑能量

　　很多人可能会直观地认为，人在吃饱喝足的时候最清醒，也是工作和学习效率最高的时候。俗语也说："人是铁，饭是钢，一顿不吃饿得慌。"然而，科学研究指出，人在吃饱之后，思维可能会变得较为迟钝。这是因为进食后，身体会将大量的血液流向消化系统，导致大脑相对缺氧，从而使人感到困倦和思维迟缓。因此，饱腹并不一定是思维最清晰的状态，适度保持空腹状态在某些情况下可以提升大脑的能量和活性，同时还有利于缓解焦虑和压力。

适度空腹有助于提高认知功能

适度的饥饿状态可以影响神经递质的分泌，例如增加去甲肾上腺素即诺尔肾上腺素的释放，这些物质有助于提高人体警觉性和大脑的响应能力。研究表明，间歇性或长时间断食有助于人体启动神经保护机制，增强大脑神经元的适应能力，从而降低患慢性疾病的风险，并可改善认知功能。

人在饥饿状态下，大脑释放的饥饿荷尔蒙有助于促进新细胞生长，并防止脑细胞老化，从而提高大脑的功能活性，可以帮助人保持头脑清晰、思维敏捷，增强注意力和思维活力。因此，早晨、午餐以及晚餐前等略感饥饿的时段往往也是学习和记忆效果最佳的时间。

相比之下，过度进食后会导致大量血液流向消化系统，使大脑供血不足，引起困倦和昏昏欲睡，显著影响工作效率。当吃饱饭后感到困意时，最好不要立即入睡，因为睡眠时心率会降低，血液黏稠度增加，容易导致大脑缺氧。老年人尤其应避免在饱餐后立即休息，最好先进行一些轻度运动帮助胃肠消化，再进入休息状态。

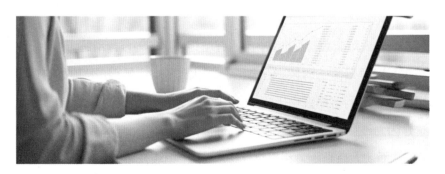

适度空腹有助于缓解焦虑

人在空腹一段时间后，身体会逐渐耗尽肝脏中的糖原，并开始分解脂肪来产生酮体作为主要能源。这种代谢状态有助于改善和修复大脑功能，增强神经连接，从而提高注意力和记忆力，同时促进人体健康。空腹期间，血清素水平逐渐升高，也对情绪产生积极影响，有助于减轻抑郁和焦虑，增强应对压力的能力。

美国科学家有一项研究是利用饥饿素来帮助厌食症患者和抑郁症患者。研究发现，当人在饥饿时，胃黏膜分泌的饥饿素不仅会使人对食物产生兴趣，还能减轻心理压力和焦虑情绪，提升心理健康。

另外，也有研究表明，人在空腹状态下，大脑会释放内啡肽等天然镇痛剂和愉悦激素，这有助于缓解压力和焦虑，提升情绪稳定性，使人面对挑战时更加坚定。

然而，对于一些存在食欲不振的情况的焦虑症患者，若是让其长期处于饥饿状态，会导致血糖偏低，使交感神经系统过度兴奋，释放大量去甲肾上腺素和肾上腺素，这两种激素能够提高心率、血压以及呼吸速率，并且还会增强机体对压力的反应，从而使患者感到更加紧张不安。此外，适度的饥饿有益，但是过度或长期能量不足会影响神经元的正常功能。因此，应该适当感受一定的饥饿感，但不要过度，以免适得其反，影响健康和工作。

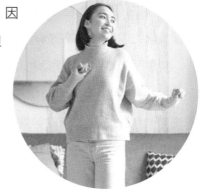

适当空腹有助于健康减重

如果想要减肥或保持健康的体形，需要做到"管住嘴，迈开腿"，即减少食物摄入量的同时加强运动，这一观点广为人知。单纯通过制造热量缺口，即让一天中消耗的热量与摄入的热量之间形成差值来减肥，往往容易导致体重反弹，并可能引发营养不良、肌肉流失等问题。与传统的瘦身理念不同，科学合理的空腹管理通过激发身体的自我修复和代谢能力，从而实现减重的同时保持良好的体形与健康。

空腹有助于促进营养吸收

当我们在不饿时进食，摄入的食物通常会更多地转化为热量，而不是被有效利用。这样可能导致热量摄入过多，进而影响健康。而当我们处于空腹状态时，消化系统以及身体的各个器官通常会处于一种较为兴奋的状态，身体会通过一系列机制来准备接受即将摄入的食物，有利于提高食物中营养物质的消化与吸收效率。

空腹时，胃肠道的蠕动和排空活动会增加，这种活动有助于清空胃肠道中的残留物，同时，消化系统会分泌更多的消化酶和胃酸，有助于提高对食物中营养成分的分解和吸收。这意味着身体在进食时能够更有效地吸收营养，有助于维持整体健康和体态的改善。

此外，空腹状态下体内对胰岛素的反应更加灵敏，有助于更有效地调节血糖水平。提高的胰岛素敏感性可以促进葡萄糖的有效利用,减少脂肪储存,从而有助于控制体脂含量。

通常在饥饿时,血糖水平会降低。然而,大约半小时后,血糖会再次上升,这是因为胰脏的α细胞会分泌升糖激素,使血糖恢复平稳。升糖激素的分泌还会促使脂肪开始分解,以释放更多能量。因此,为了最大程度地吸收营养物质,建议在有适度饥饿感之后再开始进食。这个时间可以控制在感到饥饿后半小时左右,这种方法有利于身体达到最佳状态来消化和吸收食物中的营养。空腹时避免饮用咖啡或浓茶,因为它们的刺激性较强,可能会引起呕吐。建议选择不含咖啡因的饮料,如大麦茶、花果茶等。

空腹时是燃脂的好时机

早晨 7:00 左右空腹进行慢跑、舞剑、骑行等运动,这对身体有很多好处。经过一夜的休息和代谢,身体的糖原储备相对较低,此时进行有氧运动有利于更有效地燃烧脂肪。此外,早晨的空气通常较为清新,有助于提升运动时的呼吸质量。

在进行持续的运动时,身体首先消耗易得能源,如血糖和肝脏中的糖原。随着运动时间的增加,身体逐渐转向使用脂肪作为主要能源。因此,长时间低强度的有氧运动有利于最大化脂肪燃烧效果。以慢跑为例,运动开始的前 30 分钟主要消耗血糖和肝糖原等易获得的能量。随着运动时间的延长,身体逐渐转向利用脂肪作为主要能源。这种过程有助于促进脂肪的分解和消耗,从而达到燃烧脂肪、减肥瘦身的效果。

空腹有氧运动的时长一般建议控制在 30 分钟到 1 小时之间,具体时长可以根据个人的身体状况和运动经验进行调整。空腹有氧运动时,对于容易低血糖的人来说,可以提前准备一根香蕉或将香蕉榨成香蕉汁,在运动前或运动时补充糖分。

适度的空腹状态可以帮助提高代谢适应性,使身体在面对不同的能量供应状态时能够更好地调节和适应。这种代谢灵活性对长期的健康管理和体态塑造有积极作用。同时,当人在经历空腹状态后,通常会更容易接受不那么美味但健康的食物,避免选择高糖或高脂肪的食物。因此,有意识地利用这种改变来优化饮食选择,也有助于保持健康的体态。

需要注意的是,在空腹状态下进行剧烈运动可能会导致低血糖等不良反应,因此应避免在空腹时进行高强度的运动。

适当饥饿,对儿童成长有利

一些家长认为儿童正处于身体生长的关键时期,代谢旺盛,因此吃得多一些也没关系。他们可能会让孩子每顿饭都吃得很饱,并在两餐之间准备零食作为加餐,导致孩子几乎没有饥饿感。然而,这种做法实际上对儿童的发育与成长并不利。过度进食不仅造成儿童肥胖,还可能导致骨骺过早闭合,从而影响身高增长。

生长激素是一种由垂体前叶分泌的激素,在儿童的生长发育中起着重要作用。它通常在夜间分泌最为旺盛,尤其是在睡眠的深层阶段,此外,在血糖较低时也分泌。适度的饥饿状态可以刺激生长激素的分泌。

对于儿童来说,一些间歇性断食的方法不适合他们,但通过改掉一些不健康的饮食习惯,通过适度饥饿可以培养空腹力,可以促进生长激素的自然分泌。此外，营养均衡的膳食、足够的睡眠以及规律的运动都有助于提高生长激素的水平。

餐前不吃零食

许多孩子存在挑食和偏食的问题。让孩子在餐前保持适度的饥饿感，可以激发他们的食欲。

如果孩子在餐前半小时到 1 个小时感到饿，可以坚持不吃零食。这样，孩子在用餐后会感到身体和情绪上的满足，这种满足感有助于进一步提升他们的食欲，从而愿意尝试更多种类的食物。

睡前要少吃

晚餐通常吃到七八分饱就足够了。中医常说"胃不和则卧不安"，因此在孩子睡前 2 小时内，尽量不要进食，防止孩子出现胃胀的情况，有利于更好地入睡，也有利于生长激素的分泌。

过度喂养会使孩子脾胃功能欠佳和消化不良，也影响营养的吸收和利用。如果孩子在晚餐进食了不易消化的肉类、重油食物且进食过多，再加上睡前吃零食，很容易导致孩子睡眠质量下降，可能出现趴着睡或翻来覆去的现象。

白天吃七八分饱

许多家长认为既然晚上不能吃太多，白天就可以多吃一些。这种想法也是错误的。孩子并不一定需要吃得很饱，保证营养均衡才是关键，不仅要包含肉类,还要多摄入蔬菜。

　　培养孩子的空腹力,可以采用多种方法,比如参加一些运动量较大的锻炼来促进能量消耗,如爬山、跑步、滑轮滑和游泳等。在进行这些活动时,尽量不要给孩子任何零食,只需要及时补充水分。此外,糖分较高的食物容易引起血糖波动,增加代谢负担,因此也要控制孩子的糖分摄入,尤其是在饭前 1 小时内,最好避免食用含糖的食物,如牛奶、含糖饮料和水果等。

空腹有助于清理代谢垃圾

　　我们体内会存在一些代谢垃圾,这主要来源于食物消化、吸收后产生的代谢废物滞留以及环境中得来的各种污染在体内沉积,这些毒素对人体有不良影响,严重时会导致多种疾病。研究表明,适当地空腹有利于人体清理这些代谢垃圾。

促进细胞自噬

　　研究表明,当人体经历约 16 小时的禁食时,身体会启动细胞自噬功能。自噬是一种细胞自我清理的过程,能够去除细胞内的废物和损伤的细胞器。通过自噬,细胞能够识别和分解受损的细胞器(如线粒体)、错误折叠的蛋白质以及其他细胞内垃圾。

　　自噬有助于去除功能衰退的细胞,这些细胞如果不被清除,可能会引发炎症和组织损伤。通过清理老化或功能不全的部分，细胞能够更好地进行再生，维持健康的细胞更新过程。

改善肠道健康

适度的空腹为消化系统提供了休息时间，有助于肠道内的自我修复与调节。空腹期间，食物的摄入减少，肠道不再需要频繁工作。降低肠道内积累的未消化残渣，有助于改善便秘问题。在肠胃中没有食物的情况下，某些有害细菌可能无法生存，促进有益菌群的生长，从而改善整体肠道微生态。

增强代谢功能

在空腹状态下，身体会调动储存的脂肪作为主要能量来源。在这个过程中，脂肪被分解为脂肪酸并释放到血液中供细胞使用。通过利用脂肪储备，帮助降低体内脂肪比例，改善体重管理。此外，适度空腹可以降低血糖水平，有助于提高胰岛素的敏感性，从而降低患 2 型糖尿病的风险。

促进排毒器官的功能

空腹状态能让肝脏和肾脏等排毒器官更集中精力进行解毒与代谢废物的排出。在没有食物摄入时，肝脏可以更有效地处理体内的毒素。这有利于体内尿毒素的清除，如氨、尿酸等代谢产物会通过肾脏有效排出，降低肾脏负担。此外，肝脏解毒能力增强也可以增强，肝脏在空腹期间可以更高效地过滤血液，去除药物残留和酒精等有害物质。

促进抗氧化作用

空腹可以刺激体内抗氧化酶的产生和活性，帮助身体抵御氧化压力。抗氧化剂能够中和自由基，减少氧化损伤。通过增强抗氧化机制，清除自由基，减少细胞受到的氧化损伤，降低衰老和慢性疾病风险。有效的抗氧化作用可以保护细胞膜和 DNA，支持细胞的正常功能。

随着身体代谢废物和排毒功能的增强，血液循环得以改善，更多氧气和营养物质能够有效地输送到细胞，从而使皮肤变得更加红润和有光泽。此外，清除体内的废物和病原体可以增强免疫系统，提高抵御疾病的能力。肠道中的废物排出，从而使便秘和腹胀等消化问题得以缓解。同时，脂肪的有效利用和代谢的提升，使得身体能够获取更多的能量，能使人更有活力。

适当空腹有益于长寿

饮食是健康的基础，古人认为，控制食量与健康和寿命有着密切的关系。《黄帝内经》中提到："饮食有节，起居有常，不妄劳作，故能形与神俱，而尽终其天年，度百岁乃去。"这句话意思是，饮食适度、生活规律的人，能够保持身心的健康，从而活得更长久。

而这种少吃有益于身体健康、有益长寿的观点也同样被现代科学研究所证明。在确保营养均衡的基础上，减少总热量摄入的饮食模式，被视作一种可能延长寿命的有效策略。众多动物实验已经证明，限制热量摄入能够显著延长动物的寿命。在 2023 年 2 月，美国哥伦比亚大学梅尔曼公共卫生学院专家团队在《自然 - 衰老》杂志发表研究论文，文中指出减少 25% 卡路里的摄入，可将健康成年人的衰老速度减缓 2% ～ 3%，这也意味着死亡风险降低 10% ～ 15%。适当保持饥饿状态有益于长寿体现在以下几个方面：

有利于减少慢性病

慢性病的危害在于它可能导致急性发作或急性并发症。同时，慢性病还可能引起慢性并发症，导致脏器功能受损，进而危及生命。

间歇性禁食与降低多种慢性病的风险相关。有研究表明，间歇性禁食或定期空腹可以改善胰岛素敏感性和降低血糖水平，这些因素与心血管疾病、2 型糖尿病以及某些皮肤疾病（如白斑病）的发生密切相关。通过控制这些生理指标，有助于降低患这些慢性疾病的风险。

另外，饥饿还可促进细胞凋亡，帮助清除衰老细胞，从而对抗衰老过程。细胞凋亡是指细胞通过程序性死亡的方式进行自我调节。当身体需要排除衰老或受损细胞时，会启动这一机制。这个过程有助于维持身体的健康与稳定，防止因细胞过度增生而导致的肿瘤等疾病。

减少氧化压力和炎症

据哈佛大学医学院的一项研究显示，适度降低热量摄入或间歇性断食能够减少体内的氧化应激和炎症，促进细胞修复和减少氧化损伤，从而有利于延缓衰老。

氧化、炎症和糖化是加速身体衰老的三大反应。氧化压力发生在活性氧过量生成时，例如由于炎症、压力或长期的紫外线暴露，或者当年龄增长导致抗氧化能力下降时，人体难以有效应对这些氧化作用。氧化和炎症常常伴随出现，其中炎症是自身免疫系统的一部分，旨在清除体内的外部异物和受损细胞，从而恢复健康状态。糖化作用是指葡萄糖（源自糖类的分解）与蛋白质结合，导致蛋白质变性并生成晚期糖基化终末产物。过度摄取糖类是糖化反应的主要原因。

科学研究发现，适当地保持空腹有助于降低体内的氧化压力和炎症。一项发表于《Science》上的研究发现，吃饭八分饱会改变脂肪组织的基因表达，使体内炎症因子水平降低，进而帮助提高寿命。近年来，科学家对一些长寿地区的居民进行调查，也发现他们的日常饮食热量摄入较低，大约比普通人低 10%。适当的限制食量能够降低体内氧化负荷，减少自由基产生，从而减轻身体负担，延缓衰老过程。

有利于激活"长寿基因"

研究发现，人体存在"长寿基因"，能修复细胞并延缓老化。但这种基因只有在空腹时才会激活。在禁食期间，体内会启动自噬过程，这是一种细胞自我清理和修复的机制，有助于去除受损的细胞成分，可能有助于延缓衰老。有规划地进行断食、保持空腹状态有利于排空肠道内积累的固体垃圾，并促进体内多余毒素的排除，同时有助于激活脂肪消耗和燃烧，对保持体重或减轻体重也有良好效果。

第三章
其实空腹养生由来已久

　　古人很早就意识到少食有益于养生。在《素问·瘘论》中提到:"饮食自倍,肠胃乃伤。"意思是过量饮食会损害肠胃。杨泉在《物理论》中指出:"谷气胜元气,其人肥而不寿;元气胜谷气,其人瘦而寿。"意为当摄入的养分超过了人体的生化能力时,会影响寿命。古人通过空腹养生的方法,如辟谷和过午不食等传统养生方式,正受到越来越多人的关注。

从辟谷中学习如何提升空腹力

辟谷作为一种养生方式，起源于先秦，最早的记载见于《庄子·逍遥游》中描述的神人"不食五谷，吸风饮露"，即不吃谷物。古人在很早就在对生活的观察中，意识到定期保持一段时间的空腹状态对身体有很多益处，而现代科学也逐渐发现一定时间的空腹的好处，至今仍有人坚持定期辟谷。

关于辟谷的误区和偏见

很多人对辟谷的认识存在一些误区和偏见，认为辟谷就是什么都不吃，绝食一段时间就可以。其实并不是这样，传统辟谷包括"服气辟谷"和"服药辟谷"。其中，服气辟谷，也称"食气"，涉及特定的方法和技巧，如逆腹式呼吸、体呼吸法等。通过正确地"食气"，可以避免胃部不适以及减少能量不足对身体造成伤害。"服药辟谷"则是在不食五谷的同时，通过摄入一些特定的中草药来对身体机能进行调节。

也有很多人看中辟谷可以有快速减肥的作用，于是盲目地进行辟谷。其实，虽然辟谷会造成减重的结果，但是辟谷的目的并不是减肥，更多是对身体进行一次"大扫除"，帮助排除体内的废物，改善营养吸收，从而提升身体健康水平，这是身体自我调节和优化的一个过程。

作为一种古老的空腹实践，辟谷通常按照 7 的倍数进行，如 7 天、

14 天、21 天或 28 天等。有些人甚至能在几个月内不进食，以达到深度的身体和精神净化。辟谷期间，"食气"、打坐、散步和饮水等这些都有特定的方法和严格的要求。在进行辟谷时，必须在专业人士的指导下进行，严格按照正确的步骤进行日常活动，切不可盲目操作。

辟谷过程中，身体会进入一种自我修复的状态，排毒和调整内部环境。完成辟谷后，恢复饮食必须循序渐进，从轻软易消化的食物开始，逐步增加食物种类和量，以免对消化系统造成过大负担。这个过程有助于身体平稳适应新的饮食节奏。

虽然辟谷并非适合每个人，但通过深入了解这一方法，我们可以获得许多关于提高空腹力的新启示。

探索除食物以外的供能方式

有人说辟谷不符合人体的生理规律和营养原则，理由是人每天都需要一定量的进食以满足身体所需能量，而辟谷的人能坚持 1 星期甚至好几个星期不吃饭，这难道不是一种极端的绝食方式吗？

其实，辟谷和绝食最大的区别就是，虽然辟谷期间不吃任何有形食物，但身体的能量一直是处于提升状态。食物中的能量虽然是身体的主要来源，但并非唯一。自然界中充满了各种能量，人体可以通过不同的方式与外界交换这些能量。

通过了解在辟谷过程中，注重呼吸吐纳、服气技法、导引术等可以看出，气息运转也是为身体供能的方式。

呼吸是人体与空气进行能量交换的方式。氧气通过肺泡进入血液，并输送到全身。辟谷通过气功法，将空气引入体内进行加工，实现"关闭谷道，打开气道"的目标。现代科学研究发现，辟谷的道士胃中存在固氮菌，通常胃酸会抑制这些菌，但在辟谷期间，胃酸分泌减少，固氮菌得以定殖。在肠道充满气体时，这些固氮菌会从气体中摄取氮元素，合成氨基酸，为人体供能。辟谷的效果依赖于通过练功连接外界能量，实现气的摄入。

此外，皮肤不仅是排泄器官，也是一个能量交换的渠道。太阳光也是人体能量的一种来源，阳光中的特定波长的光线可以被皮肤吸收，用于合成维生素和黑色素。

除了深呼吸新鲜空气和晒太阳等方法获取能量，辟谷的理念还强调通过打坐、冥想等方式在空腹时节约能量。我们可以在户外走动，观察自然，顺应四季节律和规律作息，这些都能促进身体的生命能量。通过放松、睡眠、呼吸和情绪管理，我们可以提升身体的能量水平，从而增强免疫力。

有意识地动用体内贮藏的能量

辟谷通过激发人体的自救机制、自愈力和免疫系统，为身体提供了一次重启的机会。这一过程可以帮助自我修正一些长期积累的病症。此外，辟谷还有助于减肥。在辟谷的前 2～3 天，体内的糖分消耗殆尽，身体便会自然启动脂肪代谢。脂肪代谢的顺序是：首先消耗血脂，然后是内脏脂肪、皮下脂肪，最后是蛋白质。这一过程能够净化血液、软化血管，有效降低血压和血脂。只要在辟谷后合理调整饮食，减重效果也不容易反弹。

如果我们尝试从现代科学的角度来理解辟谷的整个过程，那么，辟谷初期的饥饿感是因为现代人习惯摄入碳水化合物，导致身体失去有效利用脂肪的能力，尽管身体有足够的能量储备，但无法利用，从而感到虚弱。然而，经过 2～3 天，身体逐渐适应，开始放弃碳水，重启脂肪利用能力，这时就不会再感到饥饿。此外，辟谷后期的精神清明是因为碳水供能被去除后，血糖水平趋于稳定，从而使心情变得平和。

关注自身感受

辟谷的真正目的是通过放慢生活节奏、调节气息、净化身体和打坐守静，来排除体内多余的垃圾、情绪和欲望。在快节奏和高压力的生活中，这是一种与自己身体和灵魂面对面交流的方式，使身体恢复到最初的状态，并探究其真正的内在需求。

在辟谷过程中，保持良好的心态，避免生气、动怒或过度喜悲。辟谷中有导引、"食气"、吞津、打坐、冥想等内容，在辟谷时，人们能将身心合一，全神贯注地关注身体的体验和直觉。这能让人放下眼前的繁杂，忘却外界的评价及固有的规则，而是从心出发，感受天地之道，进入空、缓、静的状态。这种关注自身感受，提升对自身身体的觉察的敏锐度，也是锻炼空腹力的必经之路。

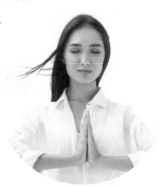

过午不食的养生智慧

在中医和佛教传统中，有"过午不食"的观念。这一观念有两种解释：一种认为"午"指的是正午时分（12:00—13:00），另一种则认为"午"是指从早晨到下午的时间段，"过午"即太阳下山之后。古代人日出而作，日落而息，干完农活后在天黑之前吃完饭，早早入睡。而现代人往往很晚才睡，因此不必严格要求自己遵循"过午不食"的原则，晚餐宜早不宜晚，宜少不宜多，这样的饮食方式更为合理。

"过午不食"的核心意义在于调节饮食时间以维护身体健康和促进内脏功能的平衡。具体来说，这一观念具有以下几个层面的意义。

符合自然节律

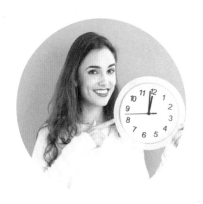

中医理论认为，人体的生理活动和自然界的节律是密切相关的。中午（午时）阳气最盛，而下午和晚上，阳气逐渐转阴，阴气开始主导。过午不食的理念旨在顺应这一自然变化，通过在阳气逐渐减弱后停止进食，减轻消化系统的负担，使身体能够更好地适应和恢复。

促进消化系统的休息

晚餐较晚进食可能会影响消化系统的正常运作。根据消化生理学，消化过程需要时间，若进食后立即睡觉，可能导致消化不良、胃酸倒流等问题。过午不食可以确保胃肠道在晚上得到充分的休息，有助于食物的完全消化和营养吸收。

保护脏腑功能

中医上讲，胃不和则寝难安。如果睡觉之前进食过多，身体的能量就会集中在消化食物上，导致气血流向胃部，其他部位，尤其是大脑，会缺乏气血的滋养，从而影响睡眠质量。

从消化系统的角度来看，晚餐应尽量提前，并且最好在睡觉前4小时停止进食。消化系统通常需要4个小时来处理食物，尤其是油腻或复杂的食物需要更长时间。食物在消化过程中释放的胃酸和消化酶可能会引发胃酸倒流，影响睡眠。晚餐提前能够减少晚餐的进食量，并给予消化系统足够的时间来处理食物，从而提高睡眠质量。

在中医理论中，晚餐时间的进食会影响到脏腑的功能，尤其是肝脏和脾胃。晚间阴气逐渐加重，胃肠功能相对减弱。晚餐过晚可能对这些脏腑的功能造成压力，因此，过午不食的原则可以减少这种影响，帮助肝脏和脾胃在夜间得到更好的修复和休息。

有利于体重管理

现代营养学也支持晚餐时间早于睡觉时间的观点。较早的晚餐时间有助于控制体重，因为这可以减少晚间的进食量，从而减少摄入过多热量的风险。进食后立即睡觉可能导致热量储存为脂肪，增加肥胖风险。通过遵循过午不食的原则，有助于维持健康的体重。

增强细胞自噬

细胞自噬是细胞清除代谢废物和修复自身的重要机制。晚餐时间较早可以延长空腹时间，从而促进细胞自噬的过程。这有助于清除体内的废物和异常蛋白质，减少细胞衰老和损伤，支持整体健康。

总之，过午不食不仅是一种传统的饮食习惯，其背后的原理也与现代健康理念相符，通过调整饮食时间，可以促进身体的自然节律、保护内脏功能、支持体重管理、提高睡眠质量，并增强细胞自噬，有助于整体健康。

中医里的"饥饿疗法"

明朝著名医学家刘纯在《短命条辩》里说："过饱伤人，饿治百病。"这个观点主张通过控制饮食，特别是适度饥饿或断食，来促进身体的自我修复和疾病的治愈。

饥饿疗法

饥饿疗法则是通过停一两顿饭或禁食几个小时来治疗某些疾病，

是食疗的一种方式，常用于实热证和饮食积滞等病证。当进食过多时，体内会出现积滞，从而加重肠胃负担。因此，禁食几小时可以让肠胃得到充分的休息。对于腹泻或急性胃肠炎的患者，医院常常建议采用这种禁食方法。此外，对于小儿因"积食"而引起的消化不良、发烧等情况，通常也可以通过禁食几顿饭或减少食量来改善，无需药物治疗。

对于阳气过旺导致暴躁易怒、发狂的患者，也可尝试饿疗法。《素问·病能论》中提到："有病怒狂者，此病安生？……歧伯曰：夺其食即已。"这是因为怒狂属于阳热症，饮食经过脾的运化，能够助长阳气与热邪气。因此，通过"夺其食"，即适当禁止进食来使过盛的阳气得以衰少，促使病情的痊愈。

《红楼梦》中也提到过通过断食来治病，例如在第 53 回中写道："无论上下，只略有些伤风咳嗽，总以净饿为主，次则服药调养。"意思是对于一些伤风咳嗽的症状，通常以饥饿为主要疗法，其次才是服药调养。

饥饿疗法可辅助治疗肠胃疾病

由于不恰当的进食习惯及工作压力，许多人面临腹胀、胃痛和消化不良的问题，适当地让脾胃"放个假"，通过短时间的饥饿，往往能够缓解这些症状。

中医认为，脾胃是后天之本，负责运化食物精华，维持人体气机的正常运作。当脾胃功能失调时，消化系统会出现各种不适。适度的饥饿可以让疲惫的脾胃得到休息，有助于其恢复正常功能。这种"饥饿疗法"对于消化不良、慢性胃炎和轻度胃溃疡等问题尤为有效。人在饥饿状态下，脾胃能够逐渐恢复运化功能，减轻胃黏膜负担，促进自我修复。

另外，也可以结合中医治疗如针灸和中药等方法，以增强疗效。

从现代医学角度来看，饥饿疗法的潜在机制包括了身体在饥饿状态下可能增强的自我修复能力。饥饿状态可以激活自噬过程，这是一种细胞自我清理和修复的机制，有助于去除受损和变性的细胞成分。虽然蛋白质和维生素的摄入对免疫系统健康是重要的，但饥饿或禁食可以促使体内的细胞更有效地清除不良物质。只喝清淡的蔬菜汤、瘦肉汤等可以为身体提供能量，同时在避免进食固体食物的情况下保持一定的营养支持。

第四章
间歇性断食，激活空腹力

想要锻炼空腹能力，通常有节食、断食或轻断食等方法。节制饮食需要较强的自制力，而完全断食则对身体有害。因此，一种控制进食时间的减食方法——间歇性断食，逐渐流行起来，这种方式更容易被接受，但仍需科学操作。

间歇性断食以保持空腹的益处

间歇性断食作为一种饮食模式，近年来受到广泛关注。间歇性断食的效果主要源于长期坚持，而不仅仅是"间歇性"的特性。一项针对成人肥胖的随机临床试验表明，间歇性禁食的减肥效果与普通节食限制卡路里的效果相当。各种节食方式在热量控制上的影响大致相同，但真正有效的节食方式是那些能够让人长期坚持的方案。

那么间歇性断食对身体有哪些好处呢？

修复和清理能力

间歇性断食模式，身体能有更多时间进行修复和清理，从而降低炎症水平。这一过程包括清除体内错误折叠的蛋白质分子，这些分子可能导致多种疾病的发生。研究表明，至少每天 12 小时的断食可以显著促进这种清理过程，帮助身体保持健康。

减少血糖波动

间歇性断食有助于控制血糖反应。限制进食时间可以减少血糖水平的剧烈波动，从而帮助管理血糖水平。这种稳定性有助于降低糖尿病和心脏病的风险。

改善能量代谢

间歇性断食可以改善身体的能量代谢，促进更有效的脂肪储存和利用。研究显示，延长断食时间使身体在能量管理上表现更佳，并促进自我修复机制的发挥。

符合进化方式

间歇性断食符合人类身体的进化方式，使营养摄入和能量利用之间达到更好的平衡。这种模式有助于整体健康，并支持长期的身体功能。

改善胰岛素敏感性

间歇性断食可以改善胰岛素敏感性，促进脂肪燃烧，预防或管理糖尿病。研究表明，这种饮食模式可以提高基础代谢率，有助于更有效地燃烧热量。

维护能量存储系统

人体的能量存储系统包括短期存储（肝糖原）和长期存储（脂肪）。长期缺乏饥饿体验可能导致能量代谢紊乱，例如脂肪分解和代谢所需酶类活性减少。这种代谢失调可能导致血管沉积和相关物质的过剩，进而影响健康。

心血管健康

间歇性断食可能有助于降低血压、总胆固醇以及其他心血管疾病的风险因素，从而提升心血管健康。

细胞修复和长寿基因

研究表明，间歇性断食可能促进细胞自我修复和长寿基因的表达。然而，这方面的证据仍在研究中，尚未完全确立。

总体而言，间歇性断食提供了一种有益的饮食模式，有助于整体健康和预防多种疾病。也有人会质疑，断食会不会导致蛋白质摄入不足？因为传统医学认为，当人体缺乏蛋白质后，我们的心脏的细胞便会开始分解，从而导致心肌功能损失，严重者导致心力衰竭而死亡。

然而事实上，断食之后，我们的身体并不会立即分解蛋白质，而是有一个过程。在开始断食的第一阶段，身体首先消耗掉储存在肝脏和肌肉中的糖原储备。这一过程通常持续约 24 小时，然后身体开始利用蛋白质合成葡萄糖以维持能量需求。随着时间的推移，进入第二阶段，身体逐渐转向利用脂肪储备来提供能量。这一阶段的持续时间取决于个体的脂肪储备量，通常是在脂肪储备减少约 80% 后开始消耗蛋白质。

这种生理反应可能是在动物进化的早期就形成的，作为一种适应食物匮乏的机制。长期以来，规律的进食习惯反而变成了人类社会中的常态，但科学研究显示，间断性断食可以促进健康，有助于控制体重和改善身体代谢。持续每天不间断地进食可能导致身体适应性下降，增加慢性病的风险。

间歇性断食的注意事项

间歇性断食指的是在某些时间段正常进食，而在其他时间段减少食量。轻断食并非仅仅忍受饥饿，而是一种改变生活方式的机会，也是一种与身体对话的方式。它有助于控制食欲，抵御诱惑，并以科学的方法带来身心健康的益处。

在进行断食前，我们需要注意以下几点。

逐步开始

实行间歇性断食时需要循序渐进，切忌操之过急。建议从较短的禁食周期开始，逐步适应身体的变化。避免立即进行长时间的断食，以减少对身体的负担，确保安全和效果。

尤其对于没有断食的经验的人来说，建议逐步开始。可以从短时间的断食开始，逐渐增加断食的时间。比如空腹的时间从 4 个小时、8 个小时、12 个小时、16 个小时逐步增加。

保持水分

在断食期间，饮水仍然很重要。水对维持细胞代谢、体温调节和物质运输等生命活动必不可少。由于断食时食物摄入减少，身体从食物中

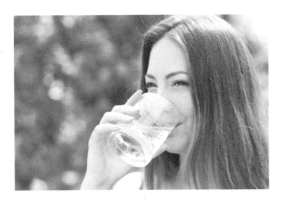

获得的水分也会减少，因此需要及时补充水分以防脱水，并支持身体排毒。水能帮助稀释体内毒素，促进肾脏等排泄器官的正常功能，还能支持脂肪分解，调整身体状态。此外，水能增加胃部的容积，缓解饥饿感。

建议饮用温水或茶饮，避免含有添加剂的饮料。饮水量应适中，避免过量以防水中毒或电解质失衡，具体饮水量可以根据个人体重和活动量进行调整。

避免过度运动

断食期间避免过度活动，以免身心疲劳，影响断食期间的自然治愈力。适度的轻度运动、工作和读书不会造成太大影响，反而有助于缓解

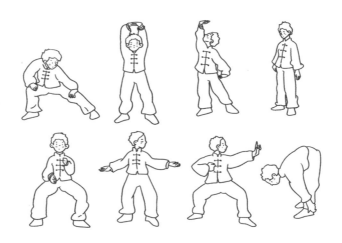

断食中的无聊感。

　　避免劳累，也不宜进行剧烈的运动。在运动方式的选择上，可以进行强度较小的活动如散步、瑜伽、八段锦等缓慢的有氧运动。

合理饮食

　　轻断食需要断食期间保证低热量的营养摄入，但是这并不意味可以忽略营养。断食期间不仅要关注热量，还要重视营养的搭配，相较于进食蛋糕、面包等精加工食品以及高糖、高脂肪的食物，吃新鲜的果蔬、瘦肉、米饭等天然食品能提供更多的营养。

　　断食期间恢复饮食时，确保摄入营养均衡的食物，包括足够的蛋白质、纤维、维生素和矿物质。

注意身体反应

　　如果在断食期间出现头晕、乏力、恶心等不适症状，应立即停止断食，并咨询医生。

保持良好的睡眠

　　在进行轻断食期间，确保充足的睡眠是非常重要的。良好的睡眠有助于身体的恢复和调节，支持正常的新陈代谢，并增强断食的效果。

　　建议每晚 10：00 前入睡，确保每天获得 8～10 小时的优质睡眠，以避免熬夜，让身体得到充分的休息。在进行轻断食期间，除了创建一

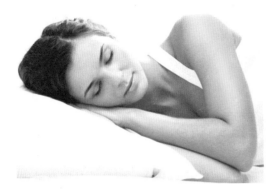

个健康安宁的生活环境，远离不健康食物，调整情绪和睡眠，还应优化人际环境，为人体注入更多正能量。

严禁烟酒

在间歇性断食期间，细胞会进入自噬状态，自动清理内部的旧部件和损坏部分，用新的版本替换它们。这一过程可以使细胞变得更年轻、更有活力，并有助于减少炎症、延缓衰老和帮助燃烧脂肪。然而，获得这些好处的前提是，断食期间不能摄入任何热量，即使是极少的热量也会打断断食状态。

例如，酒精含有较高的热量，每克酒精提供 7 千卡热量，低于脂肪（每克 9 千卡），但高于蛋白质和碳水化合物（每克 4 千卡）。酒精还会刺激胃壁，并且快速进入小肠被吸收，可能会影响自噬的效果。此外，某些酒类还含有碳水化合物，这也可能干扰断食效果。

另一个需要注意的是，断食期间吸烟也会影响效果。烟草中的有害物质会重新进入体内，打断断食的排毒过程，并可能导致空腹时出现头疼、目眩等症状。因此，为了最大化断食的健康益处，建议在断食期间避免饮酒和吸烟。

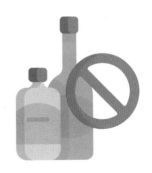

适合轻断食的人群：

肌肉较壮、身体超重、腰围过大、血脂升高或胰岛素敏感性下降，并且控制食量能力较差、工作忙碌的人。

不适合进行断食的人群：

1. 有备孕计划、怀孕或者哺乳期的女性。

2. 有其他疾病的病人比如糖尿病、甲状腺等代谢类疾病的人要遵循医嘱。

3. 未满 18 周岁的未成年人和老人。

4. 营养不良的人或者 BMI < 18.5 的人。

几种常见的间歇性断食模式及其优势

当我们进食时，身体主要依赖食物中的葡萄糖来获取能量。然而，经过 8 ～ 12 小时的空腹，血液中的酮体水平会开始上升，标志着脂肪开始成为主要的能量来源。因此，为了使代谢从主要依赖葡萄糖转变为依赖脂肪，间歇性断食的禁食时间至少需要超过 12 小时。间歇性断食模式有很多，我们可以根据自身情况，找到适合自己的健康方案和空腹方法。

以下是几种较为流行的间歇性断食方法的介绍。

16＋8饮食法

科学依据： 根据科学研究，连续 16 小时不进食会启动人体的自噬功能。即身体开始清除老化或损坏的细胞和组织，开始分解多余的蛋白质以修复和再生自身，维持健康所需的能量和营养。自噬功能最早于 1963 年被发现，随后由日本生物学家大隅良典揭示了其与细胞功能的关联，使得他因此获得了 2016 年诺贝尔医学生理学奖。而"16＋8饮食法"也成为一种非常流行的轻断食模式。

据美国一项研究显示，采用"16＋8饮食法"12 周，可减掉大约 3% 的体重，同时还有助于降低血压。此外，"16＋8饮食法"可以帮助调整生物钟，提高睡眠质量，进一步促进身体的代谢和恢复。

定义： 每天的进餐时间控制在 8 小时以内，每天断食 16 小时，在这 16 小时内任何有热量的东西都不吃，仅喝无糖的饮品（包括柠檬水、茶水等）。

实施： 可自由确定进食时间和断食时间，比如 8:00 吃早餐，16:00 前吃完晚餐，其他时间不吃东西。

适用性： 对于作息规律的人来说，可以在早餐 8:00，午餐 12:00，晚餐 16:00 来安排三餐，只需要把晚餐时间提前即可。

对于习惯于早起的人来说，可以选择在 7:00 吃早餐，将午餐推迟到 15:00，不吃晚餐。

对于经常不吃早餐且爱吃夜宵的人来说，可以选择不吃早餐，12:00 进食午餐，20:00 吃晚餐。

对于白天工作较忙，会议比较多的人来说，可以选择在 10:00 吃早餐，午餐不吃，晚餐在 18:00 吃。

优势： 只需要将每天的饮食时间限制在 8 小时内，对食物的种类和数量都没有规定，相对更容易接受和坚持。

"16 ＋ 8 饮食法"断食日食谱举例：

时间	食物
早餐（9:00）	2 个肉包子，1 个鸡蛋（蒸或煮的方式），200 毫升牛奶或豆浆，一碗蔬菜汤。
午晚餐（17:00）	主食：一碗杂粮饭。 菜：瘦肉（约 100 克）炒蔬菜（约 250 克），一碗蔬菜汤。 零食：1 个苹果。

"16 ＋ 8 饮食法"的适应期大约是 1 个月。在这段时间里，身体会逐渐适应每天 16 小时的禁食和 8 小时的进食窗口。

5：2 饮食法

科学依据： 相关研究表明，"5：2 饮食法"能够减少脂肪组织和脂肪储存细胞的数量。这种饮食方法在减肥和改善代谢健康方面与间歇性断食法和卡路里限制饮食法同样有效，还能降低患上 2 型糖尿病的风险。根据一些临床试验，在遵循"5：2 饮食法"的最初 3 个月内，平均体重减轻可以达到 5% ～ 10% 的体重。

定义： 5 天进食日＋2 天减食日。即 1 周内有 5 天可以正常进食，吃自己想吃的食物但要尽量保持合理的饮食习惯，而另外的 2 天减食日则需要大幅减少热量摄入。通常是正常热量摄入量的 25%，成年女性约需摄入 500 千卡，男性则需 600 千卡。

实施： 每周 2 天的减食日并不是连续的，例如可以选择周一和周四，或者周三和周六进行减食。

适用性： 适合那些能承受较长时间不进食的人。

优势： 可灵活安排节食日，"5：2饮食法"造成的热量缺口比较合适，易于实践，易于坚持。

"5＋2饮食法"断食日食谱举例：

时间	食物
早餐 （6:00）	1个鸡蛋，200毫升牛奶，一碗蔬菜汤（蔬菜总量在150克左右，汤中需少放油）。
午餐 （12:00）	主食：一拳头大小的杂粮饭。 菜：瘦肉（约50克）炒蔬菜（约200克）。
晚餐 （18:00）	一碗蔬菜汤（蔬菜总量在150克左右，汤中需少放油）。

一日断食法

科学依据： 根据英国《每日邮报》的报道，美国犹他大学的研究人员发现，进行每月至少一次连续24小时的断食可以显著降低患心脏病的风险，降幅可达40%。专家认为，每周进行1～2天的断食可以促进体内新陈代谢。他们指出，大肠是专门负责处理废物的器官，如果不及时清理，废物堆积会产生毒素，进而导致慢性病。而断食则被认为是全身的一次"大扫除"，有助于彻底清除身体内的废物。

定义： 每周进行一天的全天断食（即停止食物摄取24小时）。

实施： 例如从一顿晚餐到下一顿晚餐的完整24小时断食。在断食的那一天，只能喝饮料，不能进食。可以选择1杯果蔬汁或一碗汤作为一天约200千卡的热量来源。如果感到肚子饿或口渴，可以再喝些白开水或茶。

适用性： 有助于控制饮食并可能减少体重，但对于某些人来说，整整一天的断食可能有挑战。

优势： 比较简单、实用，同时较安全。

隔日断食法

科学依据： 隔天断食法的理论依据是通过控制进食时间和频率来调整身体的代谢模式，以达到减肥和改善健康的效果。这种饮食模式通常涉及交替进行正常饮食日和完全或部分断食日。在断食日，人们通常限制热量摄入，有时甚至完全不进食，让身体在没有能量来源的情况下依赖已存储的脂肪供能，这种代谢转变所需的热量因人而异，但多数研究建议断食日的热量应为正常摄入量的 25%，若能更低则更佳。有研究显示，对于超重和肥胖的成年人来说，这种方法可能导致在 2 ~ 12 周内体重减轻 3% ~ 8%。

定义： 隔一天进行一次完全断食或只摄入少量热量。

实施： 成人的日常热量需求约为 2000 千卡，断食日的摄入应低于 500 千卡，例如可以设置在 200 ~ 500 千卡之间。

适用性： 对于体型超重或肥胖的中年人减肥效果更明显。此方法是一种极端干预，对于很多人来说不适合。

优势： 减少产生更多的脂肪并保持更多的肌肉质量。

隔日断食法方案

第 1 日	正常进食 2000 ~ 2500 千卡
第 2 日	禁食热量 <500 千卡
第 3 日	正常进食 2000–500kcal
第 4 日	禁食热量 <500 千卡

第 5 日	正常进食 2000 ~ 2500 千卡
第 6 日	禁食热量 <500 千卡
第 7 日	正常进食 2000 ~ 2500 千卡

隔日断食法最好不要超过 2 个月，对于新手来说，可以从 1 周为一个周期，间隔 1 个月，再进行下一次隔日断食周期。

20 : 4 断食法

科学依据： 这种断食法源于古代战士的饮食习惯，他们白天专注于训练和战斗，晚上则通过大量进食来补充能量。现代的"20 : 4 断食法"则将这一理念演变为一种结构化的饮食模式。有营养学家称，每天减食 20 小时会触发"生存本能"，从而促进脂肪燃烧、更有效地利用蛋白质、提高激素水平、稳定血糖，并增强大脑健康，进而改善我们的饮食、感觉、表现和外观。

定义： 练习者每天断食 20 小时，然后将剩下的 4 小时作为"无限"进食窗口。

实施： 在"20 : 4 断食法"中，除去每天 8 个小时的睡眠时间，在剩余的 16 小时的清醒时间里，大约有 12 小时是不进食的。一部分人会选择不吃早餐和午餐，晚餐则在 4 小时内吃一顿大餐。一天一顿大餐，低碳 1 周，高脂肪 1 周，然后周期性的、有节奏的进行高碳低碳循环。如果刚开始尝试"20 : 4 断食法"，可以逐步适应，比如先尝试 12 小时的进食窗口，并逐渐增加空腹时间，逐步过渡到一天中维持 4 小时的进食窗口。

适用性： 可以偶尔调整"限制吃"和"放开吃"的节奏，以适应各种饮食活动。例如，如果你在假期中有一个午宴，可以选择在中午"放开吃"，而晚上和早上则"限制吃"。

优势：可以根据自身需求随时调整进食的时间段和断食的时间段。

虽然适度的饥饿感和间歇性断食显示出许多健康益处，但执行这些饮食策略时仍需要非常谨慎。即使在限制热量摄入或实施间歇性断食时，也必须保证摄入一定量的营养素，尤其是优质蛋白质、优质脂肪、优质碳水化合物。避免摄入添加糖和精制碳水化合物，因为这些食物会迅速升高血糖并刺激胰岛素分泌。

断食期间，可饮用适量茶饮

在断食期间，保持水分摄入很重要，饮茶是个不错的选择。茶饮不仅能补充水分，还含有抗氧化剂，有助于增强代谢和免疫力。适量饮茶在空腹锻炼时具有辅助作用，能清洁肠道、减少水肿、增加饱腹感，提高兴奋度，并促进新陈代谢。常见的茶饮有很多种，包括叶茶、花茶和果茶等。每种茶饮都有独特的风味和健康益处。

叶茶：这是最常见的茶饮，包括绿茶、红茶、乌龙茶和白茶等。叶茶通常由茶树的嫩叶制成，具有丰富的茶多酚、咖啡因和其他营养成分。不同的加工方法会影响茶的味道和颜色。

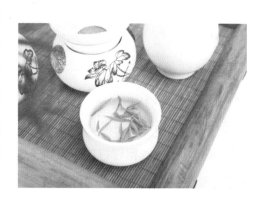

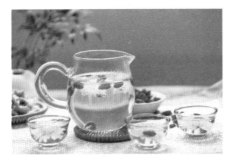

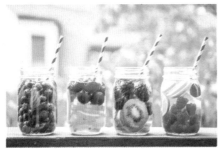

花茶：花茶是用花朵制成或是将茶叶与花朵混合而成的茶饮。常见的花茶包括茉莉花茶、玫瑰花茶和菊花茶。花茶通常具有香气扑鼻的特点，并且花朵的添加还可以带来额外的健康益处，比如抗氧化和舒缓效果。

果茶：果茶是用茶叶与水果混合制作的饮品。水果的加入不仅增加了茶的甜味和风味，还增加了维生素和其他营养成分。常见的果茶包括柠檬茶、苹果茶和莓果茶等。

断食期间身体会产生一些代谢废物，而喝茶可以帮助促进这些废物的排出过程。茶叶中含有丰富的抗氧化物质和咖啡因，这些成分有助于加速新陈代谢，促进身体内废物的清除。具体来说，喝茶对断食期间的身体清洁有以下作用。

利尿作用

慢性肾炎、肾病综合征和低蛋白血症等疾病的患者常有水肿的症状。这是因为肾小球的滤过率降低，导致尿液排出减少，身体因此储存过多的水分。通过饮用具有利尿效果的茶饮，可以帮助恢复体内的水电解质平衡。利尿效果较好的茶饮有玉米须茶、蒲公英茶、荷叶茶、冬瓜皮茶、薏仁茶等。

抗氧化作用

绿茶、普洱茶和红茶等茶叶中含有多酚类物质，这些成分具有抗氧化作用，并能帮助清除体内的自由基，从而在一定程度上减少氧化应激对身体造成的损害。

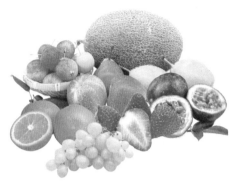

另外，水果茶中的维生素有助于清除体内自由基，对预防心脑血管疾病效果显著。

促进消化

一些茶饮具有促进消化和维护肠道健康的作用，有助于排出消化过程中产生的废物。例如，山楂茶能健脾开胃，促进胃液分泌，加速食物消化；大麦茶解腻效果显著，适合进食油腻食物后饮用；熟普洱茶则有养胃和清除肠道油脂的作用，饭后半小时饮用有助于脂肪分解。不过，这类茶饮通常不宜空腹饮用。

提供水分和舒适感

喝茶可以提供适量的水分，同时在断食期间可能提供一些饱腹感和舒适感，有助于减少饥饿感受和不适感。

在饮用茶饮时，可以添加一些辅助食材来改善口感、丰富营养和调节茶饮性质。例如，甜菊叶可以用来调节茶饮的口感，使其更加甜美；

蜂蜜有助于润肠通便，缓解消化不良和食欲不振，同时促进新陈代谢和排毒养颜；大枣性温，有助于改善茶饮的口感，同时补充营养。生姜具有良好的解毒、抗炎作用，并能促进血液循环和消化系统健康。对于一些性寒凉的茶饮，添加适量姜可帮助平衡口感。但需注意，阴虚火旺体质的人最好避免加入姜，以免燥热伤津。

断食后的复食

经历了一段时间的轻断食，人很容易放纵被管束的食欲，被美味的高脂、高糖食物所吸引。这时，我们需要保持警惕，因为断食后的复食期是身体修复的关键时期，合理的复食能够帮助恢复能量、修复组织，并促进消化系统的正常运作。

逐步增加食物

在复食初期，需要避免油腻和重口味的食物，可以从低热量、易消化的食物如米粥和蔬菜汤开始摄入，逐渐增加食物种类和热量密度。

在餐食的制作上，应遵循少盐、少油、少糖的原则，以清淡为主，避免给肠胃增添负担。这种方式有助于肠胃逐步适应恢复进食的过程。

渐进复食

在复食期切忌一次性吃得过多，以免导致消化不良。初期建议保持在 6 ～ 7 分饱。可以根据个人情况制订一个渐进复食计划，例如每天逐步增加卡路里摄入量，同时确保摄入充足的蛋白质、脂肪和碳水化合物，以满足身体的营养需求。

同时在时间上，也应遵循循序渐进的原则。例如，若坚持了 1 周的"16 ＋ 8 饮食法"，在复食期可以从"15 ＋ 7"开始过渡，逐步拉长进食时间，最终恢复到正常的进餐时间。

进食慢一点

无论是在轻断食期间结束空腹期，还是在结束一段时间的轻断食后复食，都不能因为饥饿而狼吞虎咽，否则容易导致肠梗阻等疾病。每口食物尽量少一些，充分咀嚼，可以帮助味觉感受食物的美味，同时促进唾液分泌。在饭前饮用 1 杯温水或喝些清汤，也可以有效防止进餐过快，还有助于润滑消化道。

间歇性断食之后的复食食谱举例

第 1 天

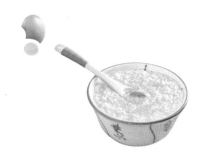

早餐：水煮蛋＋小米粥

午餐：白豆杂蔬汤＋杂粮粥

晚餐：虾仁鸡蛋羹＋花卷

茶饮：洋甘菊茶

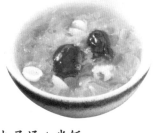

第2天 ————————————————

早餐：红枣银耳羹

午餐：玉米胡萝卜排骨汤或香菇猪肉丸子汤＋米饭

晚餐：卷心菜鸡蛋饼＋花菜汤

茶饮：金银花茶

第3天 ————————————————

早餐：山药红枣小米粥

午餐：胡萝卜土豆鸡肉汤＋红豆薏米饭

晚餐：番茄蔬菜汤＋米饭

茶饮：枸杞子茶

第五章
吃得少，也要吃得对

　　锻炼空腹力时，我们提倡少吃点，但为了保持健康，并避免身体不适，我们应在食物的选择和食用方法上顺应自身需求。选择高营养密度的食物和应季食材，能提高进食与营养转化的效率；选择符合自身体质的食物，充分发挥食物的食疗功能，有助于身体健康；将各种蔬菜和瘦肉制成清淡、低热量的营养汤，能增加饱腹感，从而更好地发挥空腹力。

高营养密度的食物

　　保持适当的空腹，并不仅仅意味着需要控制饮食的量，还需要在食物选择上注重食物的营养密度。选择高营养密度的食物有助于摄取身体所需的营养，同时避免营养不均衡的问题。

　　营养素密度是指食品中以单位热量为基础所含重要营养素（蛋白质、膳食纤维素及微量元素等）的浓度。简单来说，营养素密度高的食物意味着它们在提供相同热量的情况下，含有更多的重要营养素。

　　营养密度可以用以下公式表示：

　　食物营养素含量 / 食物热量

　　举例来说，吃蛋糕能摄取到热量和脂肪，但是吃坚果不仅能获得热量和植物脂肪，还能摄取到维生素、膳食纤维等，而且含量丰富。因此，坚果被视为高营养密度食物，而蛋糕则不是。

　　常见的高营养素密度食物有蔬菜、水果、蛋类、瘦肉、水产品、乳制品、全谷物、豆类等。

蔬菜

　　蔬菜相对来说热量较低，且富含膳食纤维。膳食纤维不仅有助于消化系统健康，还能帮助控制血糖和胆固醇水平。同时，蔬菜中还含有多种维生素、抗氧化剂以及植物化合物等，这些物质有助于排除自由基，

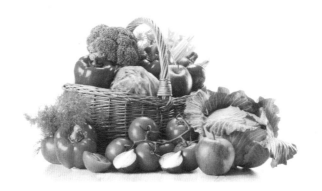

提升免疫力，预防慢性病，对人体健康非常重要。

在所有蔬菜中，深色蔬菜的营养价值通常要高于浅色蔬菜。这是因为深色蔬菜中含有更丰富的维生素和矿物质，比如胡萝卜素、叶酸、钙、铁等。常见的深色蔬菜有西兰花、菠菜、芦笋、番茄、南瓜、胡萝卜、甘蓝、洋葱、芹菜等。

水果

水果脂肪含量通常很低，同时水果富含水溶性纤维，如果胶和膳食纤维素等，这些有助于维持消化系统健康，促进饱腹感，并有助于控制血糖和胆固醇水平。同时，水果中还含有丰富的抗氧化剂，如维生素 C、

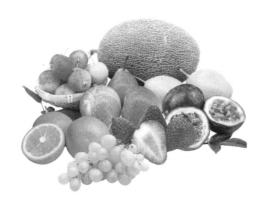

类黄酮和多酚类物质，能帮助中和自由基，减少氧化应激对身体的损害，从而有助于预防慢性疾病。另外，水果中水分含量高，有助于保持身体水分平衡，对皮肤健康有好处。

常见的营养素密度较高的水果有草莓、柠檬、奇异果、苹果、西瓜、梨、香蕉等。

蛋类

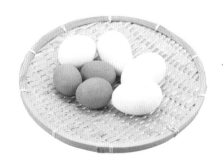

蛋类的各种营养成分比较齐全，营养价值高，但是相对来说，热量并不十分高。这意味着适量食用蛋类可以在摄取相对较少的热量的情况下可以获得多种营养素。

蛋白质是蛋类的主要营养成分之一，它们提供人体所需的全部必需氨基酸。蛋白质对于肌肉生长、修复组织和维持身体功能非常重要。同时，蛋类中含有多种微量营养素，如维生素 A、维生素 D、维生素 B_{12}、磷和硒等。这些营养素对于视力、骨骼健康、神经系统功能和免疫系统都非常重要。

蛋类所含的脂肪、维生素和矿物质主要集中在蛋黄中。有些人认为蛋黄中含有脂肪、胆固醇，从而不吃蛋黄，这并不科学。其实蛋黄中虽然含有脂肪，但大部分是不饱和脂肪酸，如单不饱和脂肪酸和多不饱和脂肪酸。这些脂肪酸有助于心血管健康，调节胆固醇水平。

常见的蛋类一般有鸡蛋、鸭蛋、鹅蛋、鹌鹑蛋、鸽子蛋等。

瘦肉

瘦肉（如鸡胸肉、瘦牛肉等）是优质蛋白质来源，可以提供身体所需的氨基酸。同时，瘦肉中还含有多种微量营养素，如铁、锌、硒、B族维生素等。这些营养素对

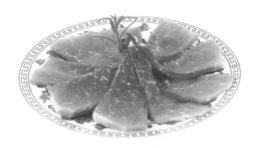

于血红蛋白的形成、免疫功能、神经系统和代谢功能都非常重要。

动物性食物中的血红素铁相比于植物性食物中的非血红素铁更容易被吸收，并且不需要维生素 C 的帮助。因此，对于患有缺铁性贫血的人来说，适量摄入瘦肉可以有效改善这一症状。

瘦肉通常脂肪含量较低，同时富含蛋白质和适量的脂肪，有助于提供长时间的饱腹感，这不仅对于控制体重和血糖水平十分有利，而且适量摄入瘦肉有利于增强对于空腹的耐力。

水产品

水产品，如鱼类和海鲜这类食物富含高质量的蛋白质、优质的脂肪酸（如 ω-3 脂肪酸）、多种维生素（如维生素 D 和 B 维生素群）、矿物质（如锌、硒、碘）以及其他有益的营养成分。这些营养物质对于心脏健康、大脑功能、免疫系统都有着重要的作用。

鱼类含有较多不饱和脂肪酸，且海水鱼中的含量比淡水鱼相对更高，对预防血脂异常和心脑血管疾病有一定作用。

乳制品

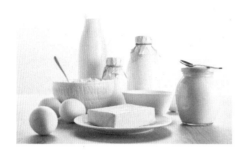

乳制品中含有优质蛋白质、钙、维生素 D、维生素 B$_{12}$ 等重要的营养素。这些营养物质对于骨骼健康、肌肉功能、神经系统都有很重要的作用。此外，乳制品也是膳食中较好的钙来源之一，有助于预防骨质疏松症和其他骨骼相关问题。

常见的乳制品有牛奶、奶酪、酸奶、黄油等。

全谷物

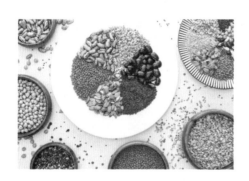

全谷物和杂豆类食物含有比精米白面更多的营养素和有益的植物化学物质。它们富含膳食纤维、B 族维生素（如叶酸、维生素 B$_6$）、矿物质（如镁、锰、铁），以及抗氧化剂和其他健康有益的化合物。

建议成年人每天摄入 50 ～ 150 克全谷物，比如燕麦、糙米、小米、黑米、荞麦、燕麦等，有助于提供身体所需的营养素和能量，同时有助于稳定血糖水平和改善消化健康。

豆类

豆类是植物中蛋白质含量较高的食物之一。其中含有大量的氨基酸，尤其是赖氨酸，虽然相对于动物来源的蛋白质，其氨基酸组成可能不完全，但通过混合食用不同种类的豆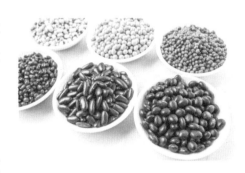类可以弥补。大多数豆类含有低饱和脂肪并且不含胆固醇，有利于心血管健康。

豆类中含有丰富的 B 族维生素（如叶酸、维生素 B_6）、矿物质（如铁、镁、锰）、抗氧化剂和其他植物化学物质。这些营养素对于维持身体的正常功能和健康非常重要。此外，豆类富含膳食纤维，有助于消化健康和控制血糖水平。膳食纤维也有助于增加饱腹感，有利于体重管理。

大豆类包括黄豆、黑豆、青豆、绿豆、红豆等。

坚果

坚果虽然能量高，但是它们富含单不饱和脂肪酸和多不饱和脂肪酸，如 ω-3 和 ω-6 脂肪酸等。这些脂肪酸对维护心血管健康有利，有助于降低不好的胆固醇水平，提高好胆固醇水平，从而降低患心脏病的风险。

坚果还富含钾、钙、镁等矿物质以及维生素 E 和 B 族维生素等人体必需营养素，每周适量吃坚果有利于心血管系统健康。此外，坚果中富含抗氧化剂，有助于对抗自由基损伤，保护细胞健康。

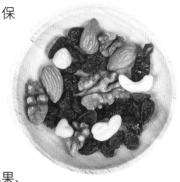

但是在食用坚果时需要注意适量，以避免摄入过多热量。将坚果作为健康的零食选择或者添加到餐饮中，可以有效增加饱腹感和营养素摄入。

常见的坚果有核桃、杏仁、腰果、开心果、巴旦木、榛子、松子等。

热量低且饱腹感强的吃法

除了通过多进食来获得饱腹感，选择一些低热量但能提供持久饱腹感的食物也是很重要的。不同食物带来的饱腹感会有所差别，碳水化合物含量较高的食物会导致人越吃越想吃，这主要是因为血糖水平的剧烈波动会刺激食欲，增加进食欲望。高水分食物、高膳食纤维含量的食物以及高蛋白饮食都有助于增强饱腹感，更容易控制进食量。

高水分食物

富含水分的食物可以显著增加胃部体积，从而提升饱腹感。蔬菜如大白菜、黄瓜、冬瓜和番茄，以及水分丰富的蔬菜汤，都是很好的选择。

在进餐时，将这些高水分食物作为开胃菜或主食的一部分，有助于有效控制食量，并减少对其他高卡路里食物的需求。这样不仅有助于维持饱腹感，还能摄入到多种营养物质。

高膳食纤维食物

膳食纤维是植物中的一种不可消化成分，它可以延缓胃排空，从而增加饱腹感。膳食纤维分为两种类型：可溶性纤维和不溶性纤维。

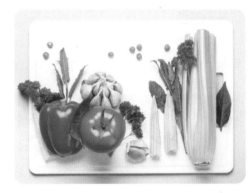

可溶性膳食纤维：这种纤维能够溶解在水中，形成凝胶状物质，帮助调节血糖水平，并有助于降低胆固醇。常见于燕麦、豆类、苹果和柑橘类水果中。

不溶性膳食纤维：这种纤维不会溶解在水中，能够增加粪便体积，促进肠道蠕动，预防便秘。常见于全麦产品、坚果、蔬菜和一些水果的皮中。

在日常饮食中，多摄入富含膳食纤维的食物，如燕麦、豆类、坚果、各种蔬菜和水果等，这些食物不仅能提供充足的纤维，还能避免增加过多的热量。增加膳食纤维的摄入有助于提高饱腹感，改善消化系统健康，同时有助于维持稳定的体重。

富含蛋白质的食物

蛋白质是人体骨骼和肌肉的重要组成部分，维持肌肉和骨骼的功能。缺乏蛋白质可能导致骨质疏松、腰膝酸软、腿脚抽筋、皮肤松弛、牙龈脱落和免疫力下降等问题。此外，蛋白质含量较丰富的食物能够提供持久的饱腹感，从而减少对高热量食物的摄入。

日常饮食中，高蛋白食物种类丰富，包括鸡胸肉、瘦猪肉、瘦牛肉和豆制品等，这些食物既富含蛋白质，又提供较高的能量。

比较易于消化的高蛋白食物，有豆腐、鸡蛋羹、瘦肉羹、鱼羹和虾泥等。尽管它们相对容易被消化，但高蛋白食物通常需要较多的消化

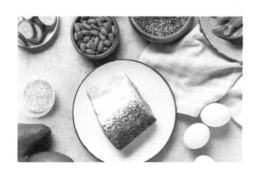

酶，并在胃肠道中停留时间较长，这可能增加消化负担。其实，高蛋白这一类食物的消化较为复杂，过量摄入可能导致消化系统的不适，因此食用时需要控制好量。

清淡营养汤有助于培养空腹力

喝汤不仅能为身体补充水分和热量，还能带来多重健康益处。许多人认为肉汤、排骨汤等汤类含有更多营养，因为它们富含蛋白质和矿物质，如钙、铁和锌。然而，在训练空腹力期间，尝试营养更为全面、热量更低的蔬菜汤或少量瘦肉汤也是一种有效的选择。

汤的饱腹感很强

汤的水分含量较高，饱腹感很强，吃饭前喝一碗汤，可以增加饱腹感，减少对胃肠道的刺激，对食物的消化和吸收有好处。尤其是在结束空腹状态，恢复进食时，人们容易大量进食，而喝汤能提前引起饱腹感，有助于控制食量。

蔬菜汤不易引发血糖波动

蔬菜汤的碳水化合物含量较低，不容易引起血糖波动，可以作为一顿断食期的早餐。相比传统的以碳水化合物为主的早餐（如粥、包子、面条、油条等），进食后可能导致的血糖快速上升和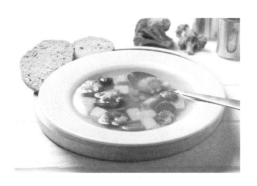随后的急剧下降，减少了午餐过量进食的风险。

蔬菜汤的抗癌作用

广泛流行的"哈佛蔬菜汤"以胡萝卜、卷心菜、洋葱和南瓜为主要原料。这些蔬菜不仅提供丰富的维生素和矿物质，还富含植物化学物质，如类胡萝卜素和多酚，这些成分在协同作用下有助于增强免疫系统、减少炎症和抗氧化。胡萝卜中的 β- 胡萝卜素、卷心菜中的硫代葡萄糖苷、洋葱中的槲皮素以及南瓜中的 β- 胡萝卜素都有助于提高身体

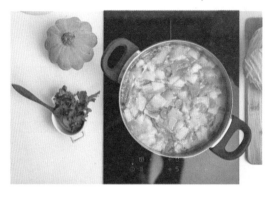

健康水平，并且研究表明，这些植物化学物质可能对抗某些类型的癌症具有积极作用。

植化素是植物中天然存在的有益成分，它们能帮助清除体内的自由基，减少致癌风险，激活免疫细胞，从而促进身体的正常运作。

植化素具有一定的耐热性，经过略微长时间的炖煮后，可以有效释放到汤中。你可以在汤中添加番茄和菌菇等其他蔬菜，以丰富汤的口感和营养。植化素储存在蔬菜或谷类的细胞壁内侧，通常将食材洗净、不去皮，切成块后炖煮约 20 分钟，就可以让植化素充分融入汤中。

在制作美味的蔬菜汤时，通过不同蔬菜的巧妙组合可以丰富汤品的口感和营养。例如，南瓜的甜美和细腻能为汤增添自然甜味和浓稠度，煮熟后打成泥可制成顺滑的南瓜汤；洋葱则为汤增添基础风味，炒香后与其他蔬菜一同煮制可提升层次感；胡萝卜不仅带来甜味，还富含 β- 胡萝卜素，增加汤的颜色和营养。甘蓝类蔬菜如卷心菜和羽衣甘蓝在最后阶段加入，能保持其清爽口感和丰富营养；蘑菇则为汤增添独特的鲜香味，建议在早期阶段加入以充分释放香气。

均匀切块可以确保熟透，小块或片状则适合追求细腻口感的汤品。在制作过程中，通常应先将洋葱、胡萝卜等耐煮时间长的蔬菜放入锅中炒香，再加入水或高汤以增强汤的香气。蔬菜的分阶段加入也很重要，像胡萝卜、土豆等需长时间煮的蔬菜可以早早放入锅中，而甘蓝、菠菜和蘑菇等易熟的蔬菜应在汤接近完成时加入，以保持其新鲜口感和营养。

此外，适量使用香料如大蒜、姜、胡椒、百里香等可以增强汤的风味，调味时盐或酱油应适量添加，以不掩盖蔬菜的自然味道为宜。

吃应季的食物有助于提高空腹力

空腹力强调的是在有限的进食量中获得足够的营养，而应季食物通常在其最佳成熟期采摘，富含更高的营养成分和味道。应季食物因新鲜、营养更全面，能够在较少的食物摄入中提供更高效的营养支持，帮助提高空腹力。

我们选择应季食物，因为应季的食物有以下优点：

适应人需求

人体的生理需求会随着季节变化而调整。在不同的季节和气候条件下，人体需要特定的营养和食物来维持健康。当季食物顺应植物的自然生长规律和季节变化，因此更加健康。

大自然为我们提供的食物通常都有其特定的用途。例如，西瓜性寒，适合在炎热的夏天食用，而在立秋之后再吃西瓜可能会对身体的阳气造成损害，因为西瓜只在最热的季节成熟。

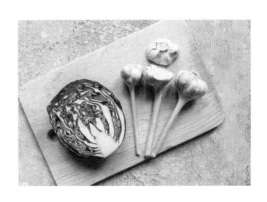

季节性食物也可以帮助人们更好地适应当地气候。在寒冷季节，根菜类蔬菜如胡萝卜、土豆和甘蓝是丰富的选择，因为它们有助于保持身体温暖。在炎热的夏季，番茄、黄瓜和瓜类水果则有助于保持身体清凉和水分充足。

营养更为丰富

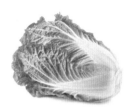

科学研究表明，蔬菜的营养成分会随着季节变化而有所不同。应季食物通常在适合的季节里成熟，其营养价值更高。它们经过自然生长周期，含有更多的维生素、矿物质和抗氧化剂，有助于保持身体健康和免疫系统功能。比如 11 月份的大白菜，其维生素 C 含量是 6 月份的 3 倍。

环境友好

顺应季节生长的蔬菜往往不需要使用化肥和农药来调节生长，从而减少了有害物质的污染风险。

相较于反季节蔬菜往往需要大棚等技术改变植物生长的环境，以及贮藏等人工处理，食用应季节蔬菜能减少能源消耗和温室气体排放，这也是一种对环境友好的体现。

味道与口感更好

应季食物往往味道更加鲜美，口感更佳。它们在成熟的时候往往水果更甜、蔬菜更嫩，能够提供更好的食用体验。

那么，各个季节所对应的应季食物有哪些呢？

1. 春季

水果：沃柑、柠檬、枇杷、圣女果、菠萝、火龙果、草莓、荔枝、桑葚、山竹、樱桃

蔬菜：白萝卜、菠菜、马蹄、彩椒、春笋、茶树菇、大葱、胡萝卜、韭菜、蒜薹、土豆、西兰花、小白菜、圆白菜、洋葱、油菜

2. 夏季

水果：菠萝、草莓、黑莓、火龙果、蓝莓、荔枝、榴莲、桑葚、桃、山竹、杏、西瓜、香瓜、樱桃、杨梅、椰子、苹果、哈密瓜、龙眼、李子、杧果、蟠桃、油桃、杨桃、百香果、黄桃、猕猴桃、木瓜、葡萄、青提、沙果、无花果、神秘果、释迦果

蔬菜：白菜、白萝卜、菠菜、彩椒、茶树菇、豆角、冬瓜、大葱、大蒜、黄瓜、红薯、南瓜、茄子、土豆、番茄、圆白菜、洋葱、油菜

3. 秋季

水果：苹果、百香果、菇娘、红提、黄桃、海棠果、火龙果、哈密瓜、龙眼、蓝莓、李子、蜜柑、猕猴桃、木瓜、杧果、葡萄、蟠桃、青提、蛇果、沙果、柿子、山竹、石榴、无花果、西柚、香梨、梨、西瓜、杨桃、枣、菠萝、橄榄、金橘、橘子、脐橙、山楂、香蕉、柚子、甘蔗、罗汉果、砂糖橘、神秘果、人参果、释迦果

蔬菜：白菜、菠菜、百合、菜花、豆角、冬瓜、大辣椒、大蒜、胡萝卜、红薯、姜、木耳、南瓜、土豆、西兰花、圆白菜、油菜

4. 冬季

水果：菠萝、橄榄、甘蔗、罗汉果、橘子、砂糖橘、香蕉、柠檬、圣女果

蔬菜： 白菜、菠菜、彩椒、春笋、胡萝卜、红薯、韭菜、土豆、小白菜

在果蔬种类较少的季节，食用一些大棚蔬菜可以帮助实现均衡饮食。无论什么季节，选择新鲜的蔬菜和水果总比不吃或吃腌制蔬菜要更有益健康。

除了提倡尽量食用应季食物，食用当地食物也是一个重要的原则。当地食物通常在适合的气候和土壤条件下生长，因此其营养成分更为丰富。这些食物可能包含更多本地环境中所需的营养素，对当地人的健康更有益。此外，当地食物通常在成熟时供应充足，其新鲜程度更高。这意味着您可以享受到更新鲜、更多样化的食物选择，提升饮食的质量和美味度。

适合体质的食物，有助于培养空腹力

从中医的角度上讲，食物和药材一样，也分四性五味，食物的性味（平、寒、凉、温热）和五味（酸、苦、甘、辛、咸），这些属性对身体的作用有所不同。比如，梨属于凉性食物，即使煮熟后也不适合脾胃寒的人食用，否则会加剧寒凉。因此，选择食物时需根据个人体质来进行，避免进食成为身体的负担。

了解食物的性味，有助于选择适合自己的食物，以调节身体状态，维持阴阳平衡。下面是对几种主要体质的详细分析及食物选择建议：

1. 平和体质

症状表现:

体态适中、面色红润、精力充沛、脏腑功能状态强健壮实。性情温和、平稳,做事不急不躁。身体健康且适应能力强,一般不容易出现明显的健康问题。

适合食物:

平和体质的人可以根据季节调整饮食。春季选择清淡且具有升补作用的食物,如绿叶蔬菜。夏季适合食用清热解暑的食物,如西瓜和苦瓜。长夏应选择味淡而具有利湿作用的食物,如薏米和冬瓜。秋季以平补和滋阴类食物为主,如梨和百合。冬季适合温补和助阳的食物,如红枣和羊肉。

避免食物:

饮食应保持清淡,注意营养均衡,不应偏食某一性味食物。

2. 气滞体质

症状表现:

经常有打嗝的现象。感到咽部如有异物梗阻。性格内向,容易感到忧郁或寡欢。感到心胸部位的不适或紧束感。情绪波动时容易引发腹痛或腹泻。女性会在乳房或小腹部位有胀痛感。舌色暗沉,脉搏呈弦状。

适合食物:

理气疏肝类食物:如橙子、薄荷、陈皮等,有助于舒缓情绪,促进气血流通。

易消化的食物:

如燕麦、红枣、桂圆等,帮助改善消化和气血运行。

避免食物：

辛辣刺激食物：如辣椒、酒精等，这些食物可能加重体内气滞。

油腻食物：如油炸食品、肥肉等，容易加重气滞现象。

3. 血瘀体质

症状表现：

面部肤色偏暗，嘴唇颜色较深、偏暗。舌下静脉有瘀紫现象。皮肤较为粗糙，有时无明显原因地出现瘀青。眼白中出现较多红丝。刷牙时容易出现牙龈出血。容易烦躁、健忘，性情急躁。女性患者还会经历月经血块和脉象涩滞。严重的血瘀体质可能导致脑血栓、脑出血或脑梗塞等问题。

适合食物：

活血化瘀类食物：如红枣、桂圆、山楂、桃仁等，有助于促进血液循环，改善血瘀症状。

富含铁质的食物：如动物肝脏、红豆、菠菜等，帮助改善血液质量。

避免食物：

生冷食物：如生菜、冰激淋等，可能影响血液循环。

过于油腻的食物：如肥肉、油炸食品等，可能加重血瘀现象。

4. 阳虚体质

症状表现：

体内阳气不足，容易感到寒冷和虚弱。面部肤色显得苍白。呼吸较为微弱，缺乏力量。容易感到疲倦，喜欢卧床休息。对寒冷特别敏感，四肢常感到冰冷。感到全身乏力，有时伴随肢体浮肿。舌头淡而胖，边缘有齿痕，舌苔淡白。脉搏沉而微弱，无力。

适合食物：

温补阳气类食物：如姜、红枣、羊肉、牛肉、桂圆等，有助于温补身体的阳气。

温性汤品：如人参鸡汤、红枣桂圆汤等，有助于提高体内温暖感。

避免食物：

寒性食物：如西瓜、梨、冬瓜等，容易加重阳虚症状。

冷饮和生冷食物：如冰激凌、冷饮等，可能导致体内温度进一步下降。

5. 阴虚体质

症状表现：

通常表现为阴液不足和体内热感。身体较瘦弱。口腔干燥，咽喉干涩。面颊出现红晕。手掌和脚底感觉热。夜间出汗及潮热现象。容易感到烦躁和愤怒。舌头干红，苔薄或光滑无苔。此外，阴虚体质的人易患虚劳、失眠等症状，对寒冷耐受较好，但对炎热和干燥环境则不耐受。

适合食物：

滋阴降火类食物：如梨、枸杞、杏仁、冬瓜等，有助于滋润身体，缓解阴虚症状。

清凉食物：如绿豆、蜂蜜等，能帮助降低体内的热量。

避免食物：

热性食物：如辣椒、咖啡、羊肉等，这些食物可能加重体内热量。

油炸食物：如炸鸡、薯条等，可能导致体内更加干燥和燥热。

6. 气虚体质

症状表现:

表现为形体消瘦或偏胖,面色苍白,气短懒言,感到疲倦乏力,常有自汗,活动时症状加重。舌头淡红,边缘有齿痕,舌苔白,脉象虚弱。此外,气虚还可能导致易发感冒、眩晕,内脏下垂等,平时抵抗力较弱,恢复也较为缓慢。

适合食物:

健脾补气类食物:如山药、红枣、黄豆、燕麦等,有助于提升气力。

高蛋白食物:如鸡肉、鱼肉、豆腐等,能够增强体力和免疫力。

避免食物:

生冷食物:如生菜沙拉、冷饮等,可能对脾胃造成负担,影响气力。

过度加工食品:如方便面、罐头食品等,可能缺乏营养,影响气力恢复。

7. 血虚体质

症状表现:

通常表现为面色淡白或萎黄,唇舌及指甲颜色较淡,伴有头晕眼花、心悸多梦和手足发麻等症状。女性常见月经量少、颜色淡,周期后期或月经不来,脉象细弱等表现。在临床上,血虚的患者常常合并气虚,因为气与血相辅相成,因此在治疗血虚时,常会同时使用一些补气的药物进行调理。

适合食物:

补血类食物:如红枣、桂圆、龙眼、枸杞等,能够有效补充血液。

富含铁质的食物:如猪肝、牛肉、红豆等,帮助提升血液质量。

避免食物：

生冷食物：如冷饮、生菜等，可能影响血液生成。

辛辣刺激食物：如辣椒、酒精等，可能刺激体内的血液流动，影响血虚情况。

8. 痰湿体质

症状表现：

面部皮肤油脂分泌较多，容易出汗且汗液黏腻，同时可能感到胸闷和痰多。另外，还会表现为面色发黄且黯淡，眼睑稍微浮肿，容易感到困倦。舌体通常肥大，舌苔白腻，口感黏腻或带甜味，身体感觉沉重且不舒适。脉象滑，偏好吃油腻和甜食。大便正常或略显不实，小便量少或略浑浊。发病倾向：易患糖尿病、中风和胸部痹痛等疾病。

适合食物：

健脾利湿类食物：如薏米、红豆、冬瓜、荷叶茶等，有助于排除体内湿气。

清淡食物：如绿叶蔬菜、瘦肉等，能够帮助减轻湿气。

避免食物：

高脂肪食物：如油炸食品、肥肉等，可能加重湿气。

甜食和奶制品：如蛋糕、巧克力、牛奶等，可能导致体内湿气增加。

9. 特禀体质

症状表现：

特禀体质的人体质虚弱，易于过敏，容易受到外界刺激。例如过敏性鼻炎、过敏性哮喘和过敏性紫癜。常因季节变化或气温波动出现鼻塞、流涕、哮喘等症状，或因皮肤过敏出现紫红色瘀点和划痕症。

适合食物：

高营养食物：如优质蛋白质（鱼肉、鸡肉）、富含维生素的水果和蔬菜（如橙子、菠菜），帮助增强体质。

容易消化的食物：如燕麦、米粥等，有助于身体的吸收和增强免疫力。

避免食物：

易引发过敏的食物：如坚果、海鲜等，如果已知自己对某些食物过敏，应避免食用。

刺激性食物：如咖啡、酒精等，可能对体质造成额外负担。

动物性食品摄入过量引发疾病

曾经，吃肉被认为是生活水平高的象征。然而，如今生活水平提升，肉类几乎成为每日餐桌上的常见食品。这种变化可能导致无意中摄入过多油脂和胆固醇。同时，肉类食物往往口味较重，长期如此可能会引发健康问题。

肉类摄入过量对身体健康的影响主要体现在以下几点：

1. 消化系统负担加重

肉类富含蛋白质，但当摄入量过大时，小肠的消化能力可能无法跟上，导致部分蛋白质未能被充分吸收。这些未消化的蛋白质进入大肠后，会被肠道中的细菌利用，产生胺类、硫化氢等物质，导致粪便和屁的异味加重。严重情况下，可能会引发腹部不适或绞痛，还可能产生一些潜在的致癌物质。

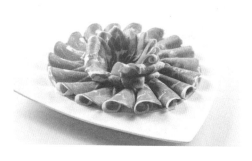

此外，肉类纤维素含量较低，不利于肠道蠕动。长期大量摄入肉类可能导致长期便秘，便秘本身会刺激肠道，引发炎症等问题。肉类消化较慢，过量摄入可能对消化道造成损伤。

一般情况下，肉类食物需要4～5小时才能从胃中排空，相比之下，蔬菜在胃里通常只需要半个小时左右即可消化掉，因此，人们常说"多吃蔬菜少吃肉"也不无道理。

2. 代谢废物增加

肉类食物的蛋白质和脂肪含量较高。蛋白质在体内不能储存，摄入过量的蛋白质会被分解成能量、二氧化碳、水和尿素等含氮废物。这些废物需要通过肾脏排泄，长期高蛋白饮食可能增加肾脏负担，对健康产生负面影响，尤其对肾功能不良的人来说，短时间内大量摄入蛋白质可能导致严重后果，如肾衰竭或浮肿。

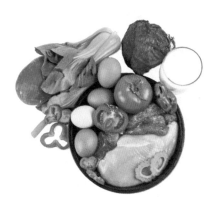

肉类食物的膳食纤维含量较低，在消化过程中产生的废物较多，因此建议摄入肉类时控制好量，并

搭配富含膳食纤维的食物（如蔬菜、全谷物），以帮助促进消化和维持肠道健康。

3. 体重增加

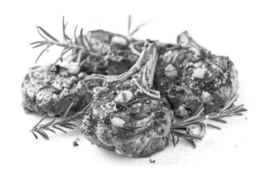

虽然过量摄入的蛋白质不会直接转化为脂肪，但它们会通过糖异生等途径转化为能量。当身体优先使用这些新生成的能量时，脂肪氧化反应受抑制，从而促进脂肪储存，这可导致体重增加。

此外，肉类中通常含有较高的脂肪，例如 1.5 千克牛羊肉可能含有约 150 ～ 200 克的脂肪，这些脂肪会被体内吸收并转化为脂肪储存。

4. 高血脂和糖尿病风险

大量摄入肉类，特别是红肉，容易导致脂肪在血管内沉积，从而引起血脂增高。高血脂可能导致动脉粥样硬化和心血管疾病。经常吃肉会增加糖尿病的风险，尤其是富含饱和脂肪酸和加工肉类。

5. 使癌症风险增加

红肉中含有的血红素铁会刺激亚硝基化合物的生成，增加结直肠癌的风险。长期摄入高脂肪、高蛋白和低纤维素的饮食也会增加结直肠息肉和癌症的风险。红肉中的脂肪可能提高体内的性激素水平，从而增加患前列腺癌的风险。

6. 尿酸和痛风

肉类，尤其是内脏肉类，含有较多的嘌呤，会转化为尿酸，导致尿酸水平升高，增加痛风的风险

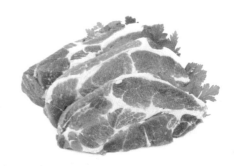

摄入过多肉类不仅会导致蛋白质浪费，代谢废物增加，还会加重胃肠、肾脏和肝脏的负担，对健康产生不利影响。此外，长期或频繁的高肉摄入与心血管疾病、大肠癌、前列腺癌及乳腺癌的风险增加有关。长期大量摄入红肉与全因死亡风险增加有关。例如，研究发现，8年内每日增加半份红肉的摄入量，可能会使全因死亡风险增加 10%。

根据《中国居民膳食指南 2022》的建议，动物性食物应分散食用，普通成年人以每日约 120～150 克为宜，其中包括禽肉、畜肉、鱼虾、蛋类等。然而，相关统计显示，我国居民的平均肉类摄入量远高于此推荐量，其中红肉占比较大。

在日常饮食中，我们可以增加新鲜蔬菜、全谷物和粗粮的摄入，减少饱和脂肪酸和盐的使用，控制胆固醇和碳水化合物摄入，并避免反式脂肪酸。以较为长寿健康的地中海饮食为例，以全谷物、坚果、蔬菜和水果为主，辅以橄榄油、鱼类和红酒，较少食用家禽、奶制品和红肉。这种饮食模式可以降低心肌梗死、卒中及心血管病死亡的风险，尤其是卒中的风险。用植物蛋白替代动物蛋白也有助于减少心血管病死亡率。

适量进食蔬菜有助于培养空腹力

适量进食蔬菜有助于培养空腹力，因为蔬菜富含纤维素，可以增加饱腹感，帮助稳定血糖水平。此外，蔬菜提供的维生素和矿物质对身体健康有益，有助于消化系统的正常运作。选择低热量、高营养密度的蔬菜，还能在减少进食量的同时，确保身体获得必要的营养。

人们常说，多吃蔬菜少吃肉，那么蔬菜对健康有哪些益处呢？

1. 抗氧化作用与延缓衰老

蔬菜富含维生素 A、维生素 C、维生素 E 等抗氧化物质，以及 β- 胡萝卜素。这些成分有助于消除体内的自由基，从而减缓衰老过程。有科学研究表明，多吃绿叶蔬菜、红色蔬菜和柑橘类水果，有助于维持脑部健康，防止记忆力下降。天然抗氧化物质能够保护大脑的认知功能，活化脑力，预防认知功能退化，并增强记忆力。

2. 促进肠胃健康

大多数蔬菜富含膳食纤维，能够吸附食物中的有毒物质，将其包覆并排出体外。纤维促进肠胃蠕动，减少食物在肠道中的停留时间，从而帮助排便顺畅，预防便秘，避免毒素累积。

排毒与脂肪分解：膳食纤维通过促进肠道蠕动，起到排毒和分解脂肪的作用。

3. 体重管理

许多人误以为蔬菜因低热量和无脂肪而无法满足饱腹感。实际上，高纤维、低热量的蔬菜，如菌菇类、藻类和深绿色蔬菜等，可以增加咀嚼次数，提升饱足感，同时减少血糖波动，降低口腹之欲，有助于减重。

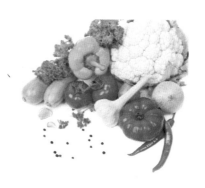

4. 骨骼健康

除了牛奶和蛋，许多深绿色蔬菜，如菠菜、芥蓝菜和龙葵等，都是很好的钙质来源，其含钙量不亚于牛奶。以芥蓝为例，每 100 克芥蓝的钙含量高达 128 毫克，而相同质量的牛奶的钙含量约为 100 毫克。这使得芥蓝成为一种非常好的植物性钙来源。此外，含有丰富维生素 K 的蔬菜，如十字花科类、四季豆和高丽菜，能有效帮助钙质吸收，预防骨质疏松。黄豆、芝麻等富含优质蛋白质的食物也有助于维护骨质和促进骨骼生长。

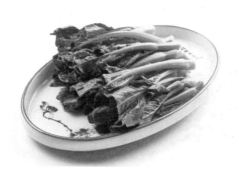

进食过多粗粮，不利于培养空腹力

近些年，粗粮作为一种健康食品受到广泛推崇，然而，过多的进食粗粮可能增加身体的代谢负担，因为其高纤维和复杂碳水化合物会使消化系统工作更辛苦，这并不符合我们希望在空腹期间让肠胃得以休息的目的，可能影响空腹力。

根据居民膳食指南的建议，对于健康的成年人来说，每天摄入的粗粮、全谷物和杂豆类应控制在每天 50～150 克（干重），以平衡营养和消化健康。显然，如果每顿都吃粗粮，摄入量将明显超过这一标准。

常见的粗粮

谷物类： 燕麦、全麦、糙米、大麦、荞麦、玉米、小米、红米、黑米、紫米等。

杂豆类： 红豆、绿豆、黑豆、黄豆、芸豆、红小豆等。

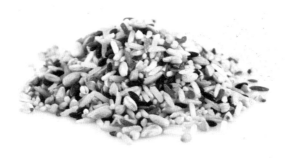

相比精细加工的食物，粗粮能够提供更好的饱腹感，有助于减少对高热量精细食物的摄入，从而控制体重。但是，进食粗粮过多，也会导致以下问题。

肠胃问题

粗粮富含纤维素，这会导致食物在胃中停留时间较长。过量食用粗粮可能引起上腹部胀气，影响食欲。特别是对于肠胃功能较弱的老年人、儿童以及胃肠道疾病患者，过多摄入粗粮可能会导致肠道阻塞和脱水等问题。

同时，大量粗粮的摄入会减慢胃排空速度，食物在胃内滞留时间过长可能引发反酸，会进一步损害胃黏膜。

营养不良

虽然粗粮中含有丰富的膳食纤维，有助于阻止身体吸收有害物质，但同时也会阻碍身体对于微量元素、蛋白质和无机盐的吸收，从而导致营养不良。

药效降低

粗粮的摄入可能影响某些药物的吸收，降低降血脂药和抗精神病药的效果。

增加代谢负担

粗粮消化较慢，如果消化不完全，可能会增加排泄的阻力，从而加重代谢负担。对于代谢较慢的人来说，更适合食用软糯、易于消化的细粮。这里所说的代谢慢的人，包括老年人、甲状腺功能减退者以及长期久坐或缺乏锻炼的人等。

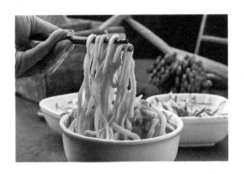

对于排便困难的人群来说，过多食用粗粮可能加剧这些问题，因此应当尽量减少摄入粗粮。膳食纤维的摄取可以通过更易消化的蔬菜来满足，以避免增加消化系统负担。

第六章
20 道有饱腹感的营养汤

汤在人们的日常饮食中，是营养较为丰富且容易消化的食品。它不仅口感鲜美，而且营养全面，通常许多食物的营养都会溶解在汤中，并且极易被人体吸收。并且，汤的饱腹感很强，有利于控制进食的量。在断食后恢复进食时，可以先喝一碗汤，以防止过量进食。

香菇白菜汤

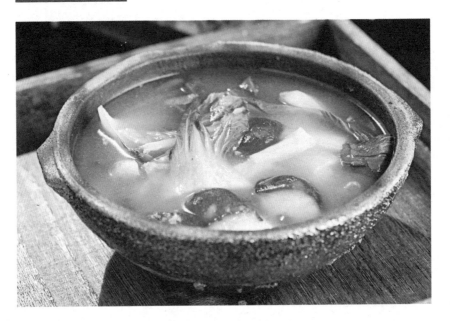

白菜 1 颗,鲜香菇 2 朵,枸杞 6 ~ 7 粒,大蒜 1 瓣,生抽、米醋各 1 小勺,白胡椒粉少许,食用油适量。

1. 将白菜掰成片,洗净;鲜香菇去掉梗并切成薄片;蒜瓣切片备用。

2. 热锅起油,油热放入蒜片爆香。

3. 放入香菇片炒 30 秒,让香菇的鲜味被激发出来。

4. 锅中倒入适量的开水,放入奶白菜,使奶白菜煮到略微变软。

5. 锅中撒入枸杞,放少许盐。

6. 另取一碗,碗中加入少许白胡椒粉、生抽和米醋调匀,将调好的料汁倒入锅里调味即可盛出食用。

白菜和香菇不仅都有利于身体的排毒解毒，而且提供了丰富的营养。白菜富含维生素C、胡萝卜素、钙和铁等多种营养成分，而香菇则是优质的蛋白质来源。它们一同做汤不仅有助于补充营养，还能刺激肠道蠕动，改善便秘问题。此外，白菜中富含的钾元素有助于平衡体内的钠钾平衡，从而有利于降低血压。

胡萝卜口蘑汤

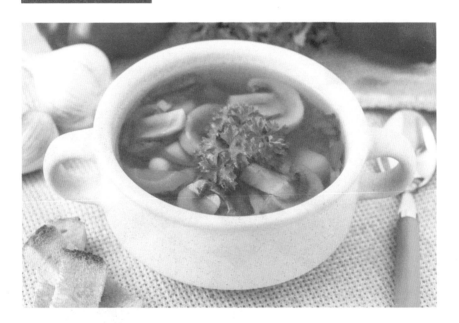

材料

口蘑150克，胡萝卜半根，姜少量，食用油适量，盐少许。

做法

1. 将口蘑和胡萝卜分别洗净、切薄片；姜切片备用。
2. 热锅起油，加入姜片煸炒出香味。

3. 先后放入胡萝卜片、口蘑片，煸炒至变软。

4. 锅中加入适量开水，煮 3 ~ 5 分钟，加入适量盐、味精调味即可食用。

口蘑富含维生素 D，有助于预防骨质疏松症，并且含有丰富的膳食纤维、蛋白质和多种维生素。胡萝卜则富含胡萝卜素、碳水化合物、蛋白质和脂肪，适量食用对身体健康有益。将口蘑和胡萝卜一起煮汤，可以促进健脾利尿。这道汤品尤其适合肥胖症、高血压、糖尿病、高血脂、冠心病及术后体弱者食用。

菠菜豆腐汤

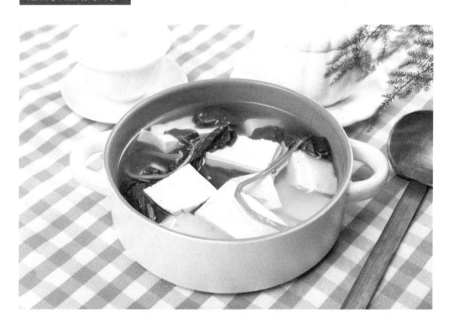

材料

菠菜 200 克，豆腐 150 克，姜、食用油、香油、盐适量。

1. 将菠菜摘洗干净,豆腐切成片;姜切片备用。

2. 用 80℃的热水将菠菜汆烫 10 秒并捞出,以去除草酸。

3. 锅热放少许油,放入姜片,再下入豆腐片煎至两面金黄（也可以不煎）。

4. 锅中放入适量开水,将豆腐稍煮熟,等水再次沸腾后下入菠菜,放适量盐、香油调味即可食用。

营养功效

豆腐和菠菜均性凉、味甘,具有清热生津的功效,能有效缓解上火引起的口渴和烦躁感,还有助于舒缓咽喉肿痛。此外,菠菜豆腐汤还能健脾利湿,有利于通淋排尿,适合尿赤、尿频及水肿情况下的人群。豆腐富含优质蛋白质,而菠菜则富含膳食纤维及铁元素等微量元素,二者共同食用有助于促进肠道蠕动,改善消化功能,预防便秘问题。

豌豆汤

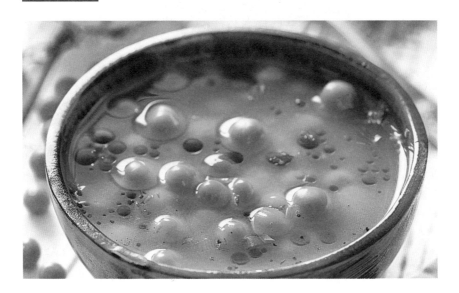

豌豆 100 克，大蒜少许，盐、食用油适量。

1. 豌豆清洗干净；大蒜切成蒜末备用。

2. 热锅起油，煸炒蒜末，加入豌豆略微翻炒。

3. 锅中加入清水，待水煮沸，待豌豆熟透，加入适量盐调味即可。

　　豌豆含有人体必需的优质蛋白质、维生素 K、维生素 C、维生素 A、锰、铁和钾等重要营养素。豌豆所含有的丰富的膳食纤维有助于促进消化系统健康，润肠通便，并有助于调节血糖和胆固醇水平。

花菜汤

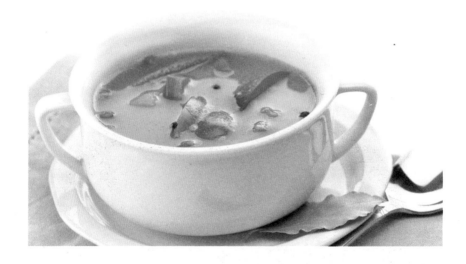

　　花菜 100 克，西蓝花 100 克，红、黄彩椒各 1/4 个，豌豆、大葱、香菜少许，盐、生抽适量。

1. 将所有菜洗净, 花菜、西蓝花分别切小块; 将彩椒切条; 大葱斜切成片; 香菜切碎备用。

2. 热锅起油, 放入大葱爆香, 锅中加适量水烧开。

3. 锅中放入花菜、西蓝花、彩椒及豌豆, 煮5 ~ 7分钟即可关火。

4. 汤中放入香菜, 加入适量盐、生抽调味即可食用。

营养功效

西蓝花性平味甘, 具有补肾填精和补脾和胃的功效。花菜则富含维生素 C 和叶酸等成分, 能有效抗氧化。此外, 西蓝花还含有丰富的维生素 C、维生素 E、钾和类胡萝卜素等营养物质。

番茄豆腐汤

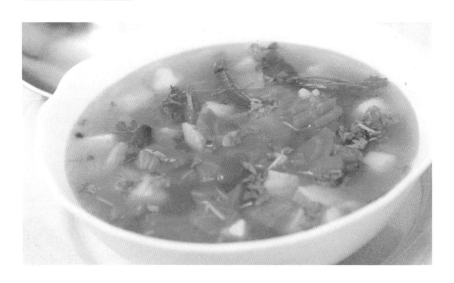

材料

番茄2个, 豆腐100克, 胡萝卜一小段, 油适量, 葱、香菜、盐、香油适量。

1. 番茄洗净并切块；豆腐切丁；胡萝卜切薄片；香菜、葱切末。

2. 热锅起油，放入番茄，略微翻炒至出沙，锅中注入适量开水，将胡萝卜片下锅煮。

3. 待锅中水再次沸腾，放入切好的豆腐丁，煮 2 ～ 3 分钟即可关火。

4. 锅中撒入适量香菜和葱末，加适量盐，滴几滴香油调味即可食用。

营养功效

番茄豆腐汤是一道既营养丰富又开胃可口的汤品，富含蛋白质、维生素、膳食纤维及矿物质等营养元素，有清热止渴，益胃生津的作用。

白豆杂蔬汤

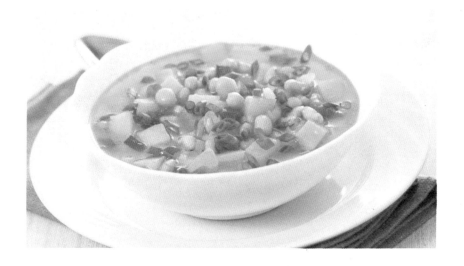

材料

白豆 50 克，土豆 50 克，彩椒半个，葱、姜、食用油、盐适量。

1.白豆提前泡发3～4小时，用清水冲洗干净备用。

2.土豆去皮切成小块；彩椒去籽切成小块；姜洗净切片；葱洗净切成葱花备用。

3.热锅冷油，放入葱、姜、蒜爆炒出香味。

4.加入白豆，加水淹过白豆，大火煮沸后转为小火，煮30分钟左右。

5.先后加入土豆和彩椒块，继续小火煮至土豆和彩椒熟透。

6.加入适量的盐调味，翻炒均匀，撒少许葱花即可关火食用。

营养功效

富含蛋白质、碳水化合物、膳食纤维以及多种维生素和矿物质。可以为身体提供能量，还有助于促进饱腹感，稳定血糖水平，并且对于肠道健康、免疫力和整体营养均有益处。

番茄蔬菜汤

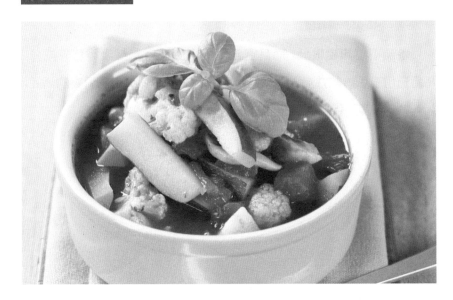

番茄 2 个, 花菜 100 克, 黄瓜半根, 胡萝卜半根, 大蒜 2 瓣, 盐、胡椒粉、食用油适量。

做法

1. 将番茄表面划"十"字, 用开水烫 1 分钟, 去皮、切丁备用。

2. 将黄瓜、花菜、胡萝卜洗净, 切成适当大小的块状; 将大蒜切片。

3. 取锅烧水, 待水开, 先后放入胡萝卜、花菜进行焯水备用。

3. 在炒锅中加热适量的食用油, 放入蒜片炒香。

4. 将番茄丁放入锅中翻炒, 待番茄出汁后加入少许盐、生抽调味。往锅中注入适量的开水, 做成番茄汤。

5. 在番茄汤中加入焯好水的胡萝卜、花菜以及生黄瓜块, 小火煮 3 ～ 5 分钟, 至蔬菜熟软、入味即可关火。

6. 在做好的蔬菜汤中撒少许胡椒粉调味, 摆盘即可使用。

营养功效

番茄不仅热量很低, 而且富含维生素 C 和番茄红素等营养成分。将番茄切丁后炒软并加入适量的水煮开就能获得一份口感清爽的汤底, 加入各种蔬菜、豆制品、菌菇或肉丸一同煮制都特别美味。

番茄金针菇汤

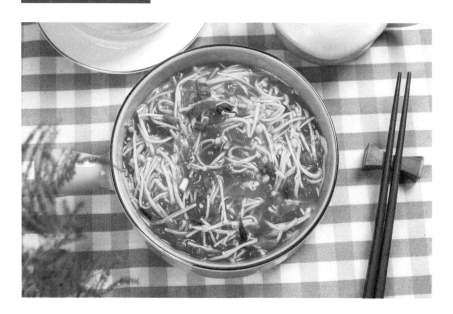

---材料---

大番茄1个，金针菇50克，鸡蛋1个，香葱适量，盐、香油适量。

---做法---

1. 将蔬菜清洗干净，番茄切片；金针菇去掉根部并切成段；香葱切末备用。

2. 锅内加入适量食用油，加入番茄翻炒，然后加入金针菇翻炒。

3. 待番茄略微出沙，锅中注入适量清水，水开后加入半勺食盐。

4. 把鸡蛋打入碗中并搅散，将鸡蛋液加入锅内，用筷子轻松搅拌开来。撒少许葱花，加入适量生抽调味即可出锅。

番茄金针菇汤中富含丰富的维生素和矿物质，并且其中的番茄红素和膳食纤维能有效抑制小肠对胆固醇的吸收，从而降低体内胆固醇水平，非常适合高胆固醇血症患者食用。

球芽甘蓝汤

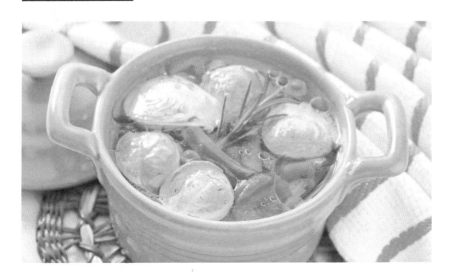

材料

豌豆50克，胡萝卜半根，球芽甘蓝50克，豇豆100克，盐、食用油适量。

做法

1.将所有蔬菜摘洗干净，胡萝卜切片、豇豆切段、甘蓝切半备用。

2.锅中烧油，先将胡萝卜、豇豆、豌豆依次放入锅内略微翻炒。

3.锅中放入球芽甘蓝，再注入适量的清水，大火煮开。

4.转至小火炖煮20分钟，再加入适量盐调味即可。

这道汤清甜可口，清淡有营养。球芽甘蓝热量低，纤维素高，营养很丰富，其维生素 C 含量丰富，比柑橘还多 50%，4 ～ 6 个球芽甘蓝，就足以满足成人全天所需的维生素 C。

秋葵胡萝卜汤

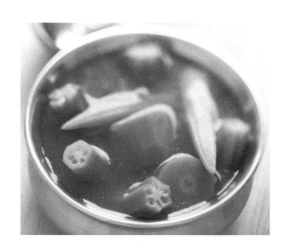

材料

秋葵 150 克，手指玉米 2 颗，胡萝卜半根，姜 2 片，盐、味精适量。

做法

1. 将所有食材洗净；秋葵去蒂，切段；胡萝卜切滚刀块；姜切片备用。

2. 锅中放入适量油，放入姜片爆香。

3. 锅中注入适量水，放入胡萝卜、手指玉米煮大约 5 分钟。

4. 放入秋葵段，煮 3 分钟左右，至所有食材完全熟透。

5. 汤中放入适量盐、味精调味即可食用。

营养功效:

　　胡萝卜富含胡萝卜素、维生素 A、维生素 B 族和膳食纤维,有助于改善视力和促进消化。秋葵和手指玉米则富含维生素 C、维生素 E、膳食纤维及多种矿物质,其中维生素 C 和 E 对身体有益,而膳食纤维有助于维持肠道健康。

七彩酸辣汤

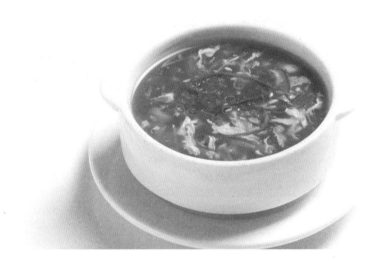

材料

　　番茄 2 个,鸡蛋 1 个,鲜香菇 1 朵,胡萝卜半根,醋、酱油、辣椒粉、水淀粉、水适量。

做法

　　1.将所有食材洗净;香菇切薄片;胡萝卜切细丝;番茄切块;香葱切末。

　　2.锅热放入适量油,放入香菇片和胡萝卜丝略微煸炒。

　　3.将番茄块加入锅中继续翻炒几分钟,待番茄略微出沙。

4. 锅中加入适量生抽和醋, 注入适量开水。大火煮开后, 撇去浮沫, 改为中小火煮10 ~ 15分钟。

5. 加入盐、白胡椒粉、辣椒粉调味。根据个人口味调节酸辣程度。

6. 取一只碗, 放水淀粉（1汤匙淀粉加2汤匙水调匀）慢慢倒入锅中, 边倒边搅拌, 直到汤的浓稠度达到所需。

7. 将打散的鸡蛋缓慢倒入汤中, 用筷子搅拌, 使鸡蛋形成漂亮的蛋花。撒上葱花即可食用。

-------------------- 营养功效 --------------------

酸辣汤中可以加入豆腐、木耳、冬笋、胡萝卜等多种蔬菜, 增添风味和营养。汤中的酸味主要来源于番茄的自然酸度和添加的醋, 而辣味则来自辣椒粉中的辣椒素。辣椒素能够促进身体的新陈代谢, 加速脂肪燃烧, 有助于减肥。同时, 酸辣汤的酸辣程度可以根据个人口味进行调整, 不仅开胃, 还含有多种营养元素, 能为身体提供所需的营养和能量。

浓汤娃娃菜

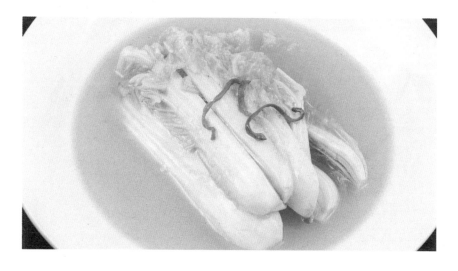

娃娃菜 1 颗，高汤 200 毫升，清水适量，食盐少许，新鲜虫草花少许。

做法

1. 将娃娃菜竖切为四半，洗净；虫草花洗净备用。

2. 锅中放少许油，放入姜丝、蒜片一起翻炒。

3. 锅中放入高汤和适量水，放入娃娃菜和虫草花，盖上锅盖炖到娃娃菜变软，放入食盐调味即可。

营养功效

娃娃菜含有大量水分，食用后饱腹感较强，同时它的热量较低。并且，娃娃菜中富含 β- 胡萝卜素、铁和镁等营养元素，有助于提升钙质吸收。娃娃菜中的钾有利尿作用，能帮助排出体内盐分。膳食纤维含量丰富，可以促进肠壁蠕动，帮助消化，并防止大便干燥。此外，它还可以稀释肠道毒素，从而促进营养吸收。

南瓜汤

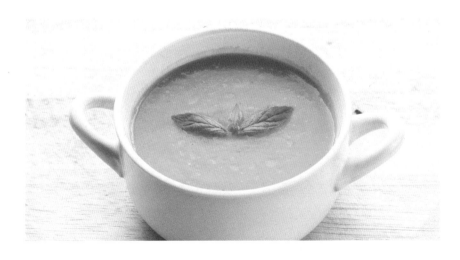

南瓜 200 克,牛奶 60 克,盐 2 克,胡椒粉适量。

1. 南瓜洗净,去瓤去皮,切成片备用。

2. 蒸锅上汽后,将南瓜片放入蒸至熟透。

3. 将南瓜倒入搅拌杯进行搅拌,直至细腻,将细腻的南瓜糊倒入锅中,加入纯牛奶,开小火,边搅拌边煮至细腻顺滑。

4. 放入盐、胡椒粉调味即可。

南瓜属于葫芦科植物,其果实可食用。南瓜富含锌,有助于促进生长发育。其所含甘露醇具有利尿和通便的效果,能够帮助体内毒素通过尿液和粪便排出。此外,南瓜中富含的果胶具有良好的吸附性,能保护胃肠道黏膜,促进胆汁分泌,增强肠胃蠕动,从而帮助消化。

绿豆莲子汤

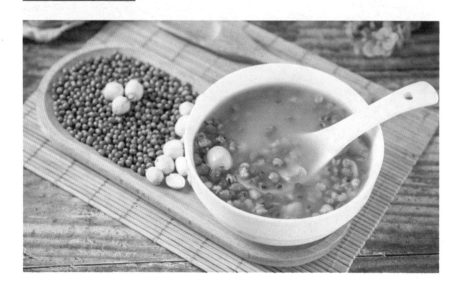

绿豆 50 克，莲子 10 克，冰糖适量。

1. 将绿豆洗净并浸泡 4 小时，莲子洗净并浸泡 1 小时。

2. 把泡好的绿豆和莲子倒入砂锅中，加适量清水。

3. 大火烧开，转小火炖制 30 分钟，加适量冰糖调味即可食用。

绿豆和莲子都富含多种维生素和矿物质，尤其是莲子中含有丰富的植物蛋白。食用绿豆莲子汤有助于促进身体代谢，同时补充能量。绿豆性寒味甘，归心、胃经；莲子性平味甘涩，归脾、肾、心经。二者合煮成汤，不仅能补充营养，还具有清热解毒、益肾涩精、养心安神等功效。

裙带菜豆腐汤

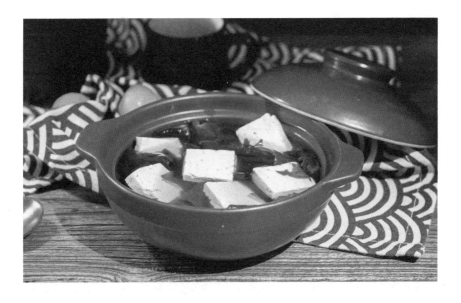

豆腐 150 克、裙带菜 10 克、盐、香油、生抽、葱、姜适量。

做法

1. 将裙带菜用清水泡发，洗净并切成片。

2. 将豆腐切片，姜切片，葱切末备用。

3. 热锅起油，下入姜片爆香，锅中倒入适量开水。

4. 放入裙带菜和豆腐，煮 3 ~ 5 分钟，关火。

5. 锅中滴几滴香油，撒葱花并加适量盐、生抽调味即可食用。

营养功效

　　裙带菜富含维生素、膳食纤维素和矿物质以及多糖类等营养物质，对补充营养、促进排便有显著作用。豆腐质地嫩滑，富含人体所需的蛋白质、维生素和矿物质，适量食用有助于维持健康。裙带菜豆腐汤不仅能清热利湿、解毒，还有助于促进新陈代谢，是一道营养丰富、健康有益的选择。

香菇猪肉丸子汤

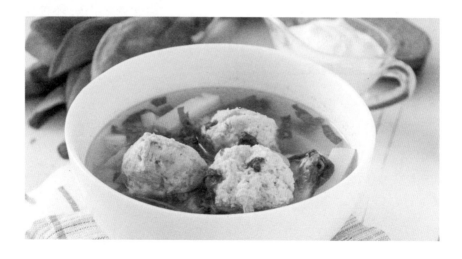

猪瘦肉 150 克，干香菇 1 朵，马蹄 2 个，鸡蛋 1 个、葱、姜适量，盐、生抽、料酒、食用油少许。

做法

1. 将干香菇泡发，洗净去蒂，切成香菇碎；将马蹄去皮剁碎；将葱洗净并切成葱花；姜切丝放入 20 毫升水浸泡备用。

2. 将猪瘦肉剁成肉糜放入碗里，在碗里加入适量盐、生抽、料酒、葱花、生姜水搅拌均匀，使肉糜入味。

3. 将香菇碎和马蹄碎加入到肉糜中，打入 1 个鸡蛋清，搅拌均匀至肉糜变得黏稠。

4. 取适量肉糜放在手心，搓成肉丸子。

5. 在锅中注入适量水烧至 90℃左右关火，下入肉丸，待肉丸子煮至定型，将火调大煮至丸子浮起，待肉丸熟透，撒少许葱花调味即可食用。

营养功效

香菇富含多种维生素、氨基酸、矿物质及微量元素，猪肉含有丰富的蛋白质、氨基酸及适量的脂肪等营养元素，二者做成丸子汤，不仅营养丰富，而且易于吸收。适量食用有助于促进胃肠道蠕动，帮助排出代谢废物，维持肠道健康。

玉米胡萝卜排骨汤

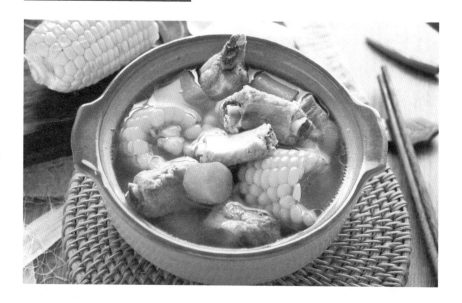

材料

排骨250克，玉米半根，胡萝卜1根，食用油、盐适量，大葱、姜适量。

做法

1. 将新鲜的排骨块洗净，并用清水浸泡；胡萝卜、玉米洗净并切块；大葱切段，姜切片备用。

2. 将排骨放入锅中，加入葱、姜和料酒进行焯水，以去除血沫和腥味。

3. 将焯好水的排骨捞出放入砂锅中。

4. 砂锅中倒入适量开水，大火煮开后盖上盖子，中小火煲煮30分钟。

5. 加入切好的玉米和胡萝卜，继续煲煮20～30分钟。

6. 根据个人口味加入适量的盐和其他调味料进行调味。

玉米富含维生素 B_6 和烟酸，胡萝卜则含有膳食纤维，适量食用可促进胃肠蠕动，有助于排出宿便。此外，胡萝卜中的玻珀酸钾有助于防止血管硬化，降低胆固醇水平，而玉米中的亚油酸则能有效降低血液胆固醇浓度，预防其在血管壁上的沉积，从而具有降压降脂的作用。

胡萝卜土豆鸡肉汤

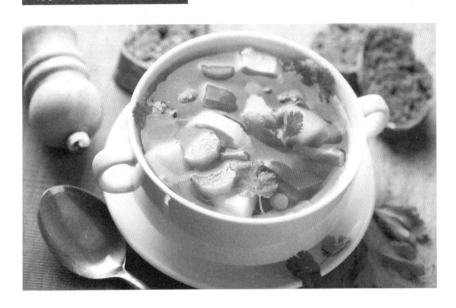

材料

鸡腿 100 克，胡萝卜、番茄、土豆各 50 克，姜、香菜少许，盐、生抽适量。

做法

1. 将鸡腿去骨、去皮，鸡肉切块。

2. 将锅中注入水，放入鸡肉块，再放入几片姜，用大火将汤烧开，撇去表面的浮沫，转小火煲 30 分钟。

3. 将胡萝卜、番茄、土豆洗净，切成适当大小的块状。

4. 将备好的蔬菜放入鸡汤中，转中火煮10～15分钟，至蔬菜熟烂。

5. 加入清水，大火煮沸后撇去浮沫，转小火煮约30分钟使鸡肉熟透。

6. 煮好后撒上香菜末，根据个人口味加入适量盐及生抽调味，即可食用。

营养功效

去皮的鸡肉脂肪含量很低，但是蛋白质含量很高，有利于控制体脂。胡萝卜自带清甜口味，与鸡肉和土豆同煮，可以补充身体所需的膳食纤维、多种维生素等营养元素。这道汤品在制作过程中并没有额外添加油脂，充分利用了鸡肉中所含有脂肪，所以在吃完肉和蔬菜后，也可以适量喝一些鸡汤。

冬瓜鸭腿汤

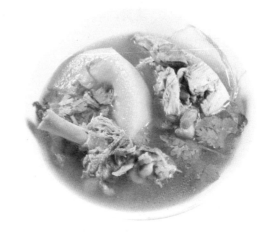

材料

冬瓜150克，鸭腿1个，姜5克，大葱1/3根，盐、胡椒粉、料酒、食用油、香菜适量。

1. 鸭腿洗净，去皮，剁成大块；冬瓜去皮切块；大葱切段；姜切片备用。

2. 锅中注水烧开，加姜片、料酒、葱段，放入鸭腿块进行焯水，捞出并沥干。

3. 待锅热放入少许油，放入鸭肉块略微煸炒至表面微黄，加入姜片和葱段继续煸炒。

4. 锅中加入适量的开水，烧开后撇去浮沫。

5. 将冬瓜块放入锅中，转小火煮 10 分钟左右。

6. 最后加入适量的香菜段、盐和胡椒粉调味即可。

营养功效

将冬瓜与瘦肉类搭配食用，不仅可以增加食物的口感和营养价值，还可以提高饱腹感和满足感。例如，将冬瓜与去皮的鸭腿肉一起煮汤，可以让汤变得更加清淡、清爽，同时鸭腿肉也可以提供高质量的蛋白质，使这道菜更加均衡和营养。

第七章
20道排毒养生茶饮

不同种类的茶饮具有不同的功效，能够帮助身体排毒、促进新陈代谢，并为身体补充多种微量元素，同时几乎不增加热量负担。我们可以自制一些茶饮，以辅助调理身体。

绿茶

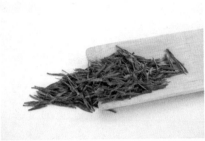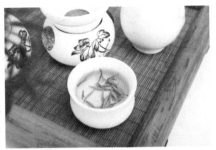

绿茶是一种经过加工处理的茶叶，其制作过程中茶叶不经发酵，因而保留了大部分的天然营养成分。根据产地来分，绿茶有很多品种，比如西湖龙井、黄山毛峰、碧螺春等。

------ 材料 ------

绿茶 3 克，开水 160 克，玻璃杯 1 只。

------ 泡法 ------

1. 将开水稍微晾凉，至水的温度在 80 ~ 85℃。
2. 取玻璃杯，放入茶叶，泡 12 秒，即可出第一道茶汤。
3. 饮用完茶汤，还可以冲泡 3 ~ 4 次。

------ 功效 ------

绿茶含有丰富的抗氧化剂，如茶多酚，能够帮助清除体内的自由基，减少氧化应激对身体的损害。此外，绿茶的利尿作用可以促进身体的代谢废物和毒素的排泄。

绿茶还有助于降低血脂、抑制血小板凝聚，预防心血管疾病，适合高血压、高血脂人群。此外，绿茶中的咖啡碱可以提神醒脑，帮助集中注意力。

饮用禁忌

对茶多酚过敏人群；胃不好、低血糖、醉酒等人群；月经期、哺乳期的女性；不宜空腹喝茶。

适宜饮用人群

患有高血压，高血脂，动脉硬化，糖尿病人群；电脑工作者，经常吸烟喝酒者，油腻食品食用过多者；偏热体质，胃火旺，如口腔异味，大便秘结，口舌生疮，面部爱长痘等。

普洱茶

普洱茶的制作过程有采摘、杀青、揉捻、发酵、干燥和储存等。首先，茶叶采摘后进行杀青以停止氧化，然后揉捻以释放茶汁，接着进行发酵处理（分为生普洱和熟普洱），最后干燥并储存。熟普洱经过人工加速发酵，生普洱则经过长时间自然陈化。

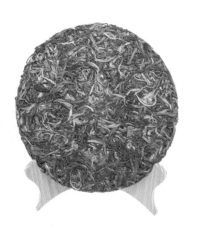

材料

普洱茶5克，开水200克，玻璃杯1只。

泡法

1. 将开水稍微晾凉，至温度95℃左右。
2. 取玻璃杯，放入茶叶，泡20秒，即可出第一道茶汤。
3. 饮用完茶汤，还可以冲泡5～7次。

功效

在普洱茶的制作过程中，经过独特的发酵过程，生成了脂肪酶，这种酶能分解脂肪，帮助降低体脂。经常饮用普洱茶具有降脂、减肥、养颜、降压和延缓衰老的多种功效。

饮用禁忌

肠胃炎患者、孕妇、感冒患者不宜饮普洱茶。

适宜饮用人群

三高人群；脸黑无光泽，喉咙肿痛者；背脚冰凉，腰痛，精力衰退者；体虚者，喜进肉食者，食欲减退者，胃肠功能不佳者。

乌龙茶

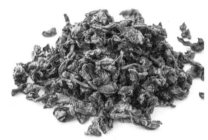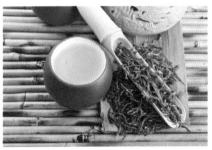

乌龙茶是一种半发酵或全发酵的茶叶，品种繁多。它经过采摘、萎凋、摇青、炒青、揉捻和烘焙等工序加工而成，具有优质的风味，喝起来茶香持久，回味甘鲜。

材料

乌龙茶 5 克，沸水 1000 毫升，茶具一套。

泡法

1.用沸水将茶壶、茶杯和茶盘逐一冲烫，这不仅有助于清洁茶具，还能提高茶具的温度。

2.将乌龙茶放入茶壶中，注入沸水，当水漫过茶叶时，立即将水倒掉，以洗去茶叶中的浮尘和泡沫。

3. 再次注入沸水，水量以接近溢出壶盖沿为宜，闷泡2～3分钟。

4. 饮用完茶汤后，还可以继续冲泡5～6次。

功效

乌龙茶具有中等氧化程度，富含多酚类化合物，有助于抗氧化和排毒。它能溶解脂肪，促进减肥，因为其主要成分单宁酸与脂肪代谢密切相关。此外，乌龙茶还能降低血液中的胆固醇含量。

饮用禁忌

长期失眠者；哺乳期妇女；经常便秘者；缺钙者和骨头受伤者。

适宜饮用人群

肥胖人群；精神不振人群；消化不良人群；高血压人群；高血脂人群。

金银花茶

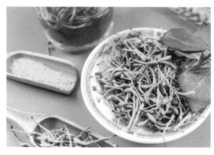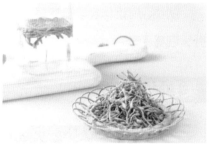

金银花茶是由新鲜的金银花用自然晒干或烘干的方法制成，主要用于清热解毒和缓解风热，其味辛香，口感微甜，易于被人接受。

金银花茶具有利尿消肿、抗病毒、补血养颜、清肝凉血的功效，合理饮用有助于增强免疫力，并支持肝脏的解毒功能。

金银花 3 克,开水 300 毫升,玻璃杯 1 只。

泡法

1. 将开水稍微晾凉,至水的温度在 80 ~ 85℃。

2. 取玻璃杯,放入金银花,泡 20 秒,待茶汤呈浅金色即可饮用。

3. 饮用完茶汤,还可以冲泡 2 次。

功效

可起到消炎杀菌、清热解暑、清热降火、防治感冒等作用。可缓解因内火虚旺引起的口臭、牙龈肿痛、咽喉肿痛等症状,有利于口腔健康。

饮用禁忌

对金银花茶过敏人群;胃肠疾病患者;风寒感冒患者;孕妇;风湿性关节炎患者。

适宜饮用人群

咽炎、扁桃体炎、慢性荨麻疹等患者;上火人群;气血亏虚人群;肝火旺盛人群。

茉莉花茶

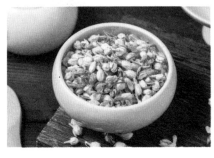
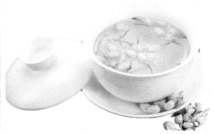

茉莉花茶，又称茉莉香片，在中国花茶中被誉为"春天的气息"。它性质偏凉，味辛甘，主要作用于心、脾、胃经，具有清热解毒和祛除异味的功效。它适用于缓解因湿邪阻滞中焦导致的脘腹胀满、倦怠乏力等症状。

材料

干茉莉花茶 3 克，开水 300 毫升，玻璃杯 1 只。

泡法

1. 将开水稍微晾凉，至温度 80 ~ 85℃。

2. 取玻璃杯，放入茉莉花茶，冲泡时间约 2 ~ 3 分钟，即可出第一道茶汤。

3. 饮用完茶汤，还可以冲泡 2 ~ 3 次。

功效

具有多种功效，包括理气开郁、清洁异味并促进食欲、舒缓眼部疲劳、缓解肿痛、生津止渴以及清热解毒。它特别适合用于缓解因热伤气津导致的口干口渴、多饮、乏力和出汗等症状。

饮用禁忌

脾胃虚弱者；孕妇和月经期女性；风寒感冒患者；避免长期过量饮用，以免伤精；避免与羊肉、猪肉同服。

适宜饮用人群

茉莉花茶具有清火润肺、清心安神、补中益气等功效。对于咳嗽的患者具有一定治疗效果，同时，还能改善心神，对于焦虑症、抑郁症等患者也有很好的辅助治疗效果。适量饮用有助于稀释体内毒素，促进血液循环，对排毒也有帮助。

玫瑰花茶

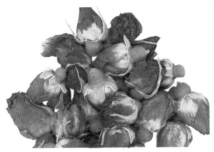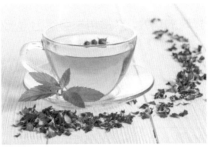

由鲜玫瑰花和茶叶芽尖按比例混合,通过现代科技工艺窨制而成。其香气浓郁而不刺鼻,温和且均衡。用于泡水的玫瑰是食用玫瑰,常见的食用玫瑰有甘肃的苦水玫瑰、平阴的丰花玫瑰、云南的墨红玫瑰和滇红玫瑰、新疆的和田玫瑰、金边玫瑰,以及各地引种的大马士革玫瑰和法国的千叶玫瑰等。

材料

玫瑰花茶 3 克,沸水 500 毫升,玻璃杯 1 只。

泡法

1. 将开水稍微晾凉,至水的温度在 80 ～ 85℃。

2. 将玫瑰花放在玻璃杯里,用 85℃左右的水,慢慢冲在玫瑰花上。

3. 盖上盖子闷泡 3 分钟,稍微晾凉即可饮用。

功效

玫瑰花茶具有多种功效,包括美容养颜、缓解抑郁、调经止痛等功效。它能温胃健脾,促进血液循环,缓解疲劳,并且帮助改善口臭。此外,玫瑰花药性温和,能够滋养心肝,舒解体内郁气,有助于安抚情绪并缓解疲劳。

对玫瑰花过敏的人；经期女性；孕妇；脾胃虚寒者；易上火体质的人群。

适宜饮用人群

肠胃不适、情绪不定、内分泌紊乱、血气不足、过度劳累、腰酸背痛、睡眠不足的人群；女性，尤其是月经不调、怀孕期间的女性。

菊花茶

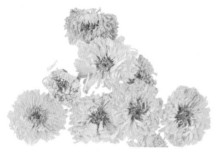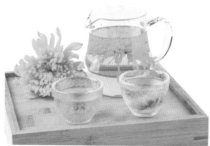

菊花茶是由鲜菊花经过鲜花采摘、阴干、生晒蒸晒、烘焙等工序制作而成。在我国，明清时代菊花茶就作为清凉茶饮用，到清朝已广泛应用于民众生活中。菊花品种繁多，适合泡水的品种有杭白菊、黄山贡菊、福白菊、亳菊、川菊等。

材料

菊花3～5朵，沸水300毫升，玻璃杯1只。

泡法

1. 将水烧开。

2. 取玻璃杯，放入3～5朵菊花，注入开水，闷泡3分钟，即可晾凉饮用。

3. 菊花冲泡过久茶汤就会变成青绿色，此时说明茶汤已氧化，应避免饮用。

功效

菊花性微寒，能散风清热，有助于缓解风热感冒症状。它归肝经，平肝明目，有助于消除因肝阳上亢引起的头晕、眼目昏花等问题。此外，菊花有解毒作用，能抑制致病菌，适用于疮痈肿毒的治疗。

饮用禁忌

过敏体质者和正在服用抑制免疫系统药物的人群；孕妇和哺乳期的女性；寒性体质者；低血压人群。

适宜饮用人群

长时间用眼的学生；办公室人员；上火引起嗓子痛；肝火旺等人群。

洋甘菊茶

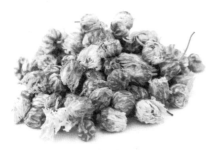 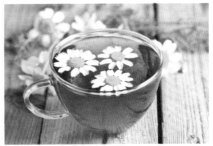

洋甘菊茶原产于古罗马，具备消炎和去火的功效。此外，它还可以缓解痉挛、抗腹胀，并具有舒缓作用。洋甘菊茶对于肌肉酸痛和偏头痛也有良好效果，对胃部和腹部神经有所帮助。

洋甘菊 3 克,沸水 300 毫升,玻璃杯 1 只。

泡法

1. 将洋甘菊放入玻璃杯中,倒入沸水,盖上盖子闷泡约 5 分钟。

2. 待茶汤冷却即可饮用。

功效

洋甘菊茶可以帮助缓解紧张和焦虑,因为它含有马特里卡里亚成分,能提高脑内天然镇静剂 γ- 氨基丁酸（GABA）的水平,从而减轻压力。此外,洋甘菊茶含有游离酸,可以刺激消化液分泌,促进肠胃蠕动,从而改善消化功能。

饮用禁忌

寒性体质者;孕妇以及婴儿;腹泻患者;低血压患者及孕妇不宜饮用。

适宜饮用人群

烧伤烫伤、水疱、身体疼痛、过敏症状、高血压、抵抗力差、胃炎、视力低下、胃溃疡等疾病或者症状的人群。

荷叶茶

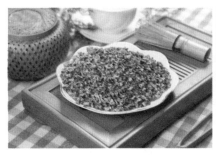
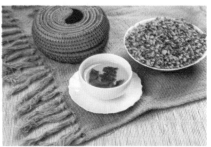

荷叶茶，也被称为"荷钱茶"，源自望天湖。《本草纲目》等古代和现代药学典籍认为，莲芯和荷叶具有清心火、平肝火、泻脾火、降肺火的功效，还能清热养神、降压利尿、敛液止汗、止血固精。荷叶被视为古代中国瘦身的有效药材。

材料

荷叶茶 3 克，开水 350 毫升，瓷杯 1 只。

泡法：

1. 将开水稍微晾凉，至水的温度在 80 ~ 90℃。
2. 取瓷杯，放入荷叶茶，加盖闷泡 3 ~ 5 分钟后，放凉饮用。

功效

荷叶茶主要以荷叶为基础原料，能清热解暑，还能升发脾阳，对治疗暑热泄泻有很好的效果。荷叶茶常与扁豆等配伍使用。另外，荷叶茶中的生物碱有助于降低血脂，有助于在人体肠壁上形成一层脂肪隔离膜，从而有效阻止脂肪的吸收，促进减重。

饮用禁忌：

脾胃虚寒人群；体质虚弱人群；孕妇等。

适宜饮用人群

办公室工作人员；长期抽烟的人群；减肥人群；营养过剩者。

竹叶茶

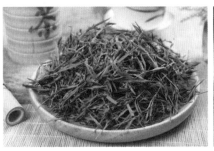 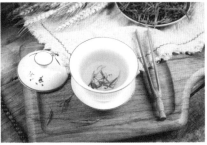

　　竹叶茶以竹叶为主要原料制作而成，常见的竹叶茶包括箬竹叶茶和青皮竹叶茶等。竹叶茶的颜色通常呈淡黄色或绿褐色，清澈明亮，口感甜润，带有清新的竹香。

---------------------------- 材料 ----------------------------

　　竹叶茶2克，沸水350毫升，瓷碗1只。

---------------------------- 泡法 ----------------------------

　　1.用冷开水将竹叶茶冲洗，去除表面的灰尘和杂质。

　　2.将开水稍微晾凉，至水的温度在80～85℃。

　　3.将竹叶放入瓷碗中，注入温开水冲泡。竹叶比较轻盈，容易漂浮在水面上，可以用个勺子稍微压一下，让它们更好地浸泡在水中。

　　4.盖上盖子闷泡约3～5分钟即可饮用。

---------------------------- 功效 ----------------------------

　　竹叶茶具有清热解暑、提神醒脑、降火清肠、利尿消肿的功效。此外，竹叶中含有三萜类物质、芦竹素和白芳素等成分，有助于提高机体的抵抗力和减少炎症反应。

孕妇及哺乳期女性；肾虚尿频者；体寒者；脾胃虚弱、胃炎以及胃溃疡的患者。

适宜饮用人群

心胃火盛者；咽喉肿痛者；小便短赤者；口腔溃疡者；烦躁口渴者。

薄荷茶

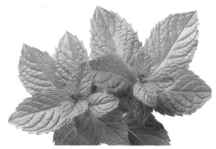 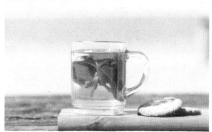

薄荷，又名南薄荷或土薄荷，是唇形科薄荷属的一种多年生草本植物，具有药食两用的特性。它的幼嫩茎尖可以作为菜食，而全草则可入药。薄荷味辛凉，具有疏散风热、清利头目、利咽、透疹和疏肝行气的作用，常用于治疗风热感冒、风温初起、头痛和目赤等症状。

材料

新鲜的薄荷叶 3 ~ 5 片，沸水适量，玻璃杯 1 只。

泡法

1.将薄荷叶放入清水中，轻轻浸泡并漂洗，去除表面的污物和杂质。

2.将开水稍微晾凉，至水的温度在 80 ~ 90℃。

3.将洗净的薄荷叶放入玻璃杯中，注入晾好的温开水，盖上盖子闷泡2～3分钟，让薄荷叶的香味和成分充分释放。

4.待茶汤稍微冷却后，即可饮用。

功效

薄荷茶具有提神醒脑、疏肝理气和疏散风热的功效。其性凉，主要作用于肺经和肝经。饮用薄荷茶可以帮助缓解肝郁气滞、胸胁胀闷等不适症状。

饮用禁忌

失眠、寒凉体质、体虚多汗等人群。

适宜饮用人群

适宜头痛目赤、咽喉肿痛、口臭的人饮用。

马鞭草茶

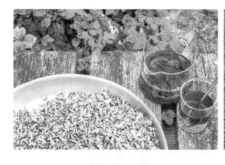
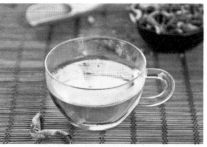

马鞭草，味苦，性寒，归肝、脾经。

《本草纲目》记载，马鞭草具有清热解毒和利水消肿的功效，适用于治疗疟疾和伤风感冒等疾病。它散发着清爽宜人的香气，常用于化妆品和香水中，也广泛用于泡茶，是受欢迎的花草茶之一。

马鞭草 3 克, 热开水 500 毫升, 玻璃杯 1 只。

泡法

1. 取玻璃杯, 放入干的马鞭草, 泡 5 分钟, 放置微热即可饮用。
2. 饮用完茶汤, 还可以冲泡 2 ~ 3 次。

功效

马鞭草具有清热解毒、活血散瘀和利水消肿的功效。它可用于治疗外感发热、湿热黄疸、水肿、痢疾、疟疾、白喉、喉痹、淋病、经闭、症瘕、痈肿疮毒和牙疳等症状。

饮用禁忌

脾胃虚寒的患者; 孕妇; 湿热体质的人。

适宜饮用人群

有消化不良、腹胀等症状的人群; 有慢性炎症的人群; 有肝病的人群; 有高血压的人群。

蒲公英茶

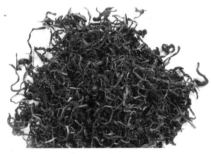 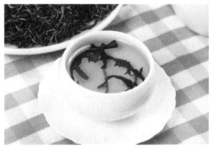

据《本草纲目》记载, 蒲公英可清热毒、化食毒、消恶肿。蒲公英茶使用的是切细且干燥的根或叶子, 含有丰富的维生素和矿物质, 有强

化肝脏的作用，能降低胆固醇。

材料

蒲公英3克，开水200毫升，玻璃杯1只。

泡法

1.取玻璃杯，放入干蒲公英，泡5分钟，放置微热即可饮用。
2.饮用完茶汤，还可以冲泡2～3次。

功效

蒲公英茶中的有机化合物能够通过抑制多种脂肪代谢酶，防止脂肪积累，从而具有一定的减肥效果。此外，蒲公英茶具有清热解毒和利尿通淋的功效，其中含有的多种有效成分有助于促进肾脏排泄功能，增加尿量，对缓解泌尿系统炎症和水肿有一定帮助。

饮用禁忌

脾胃虚寒的人；对蒲公英过敏的人群；阳虚患者。

适宜饮用人群

适合口腔溃疡、眼睛干涩、乏力、肝胆、尿酸高的人饮用。

枸杞子茶

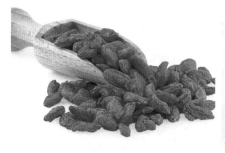
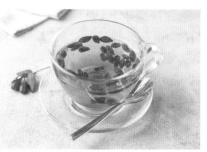

枸杞药性温和，具有甘润滋养的特性，是滋补肝肾的佳品。它既可

作为食材直接食用，或用来泡水、熬粥或煲汤。枸杞子营养丰富，有多糖、酸浆红素、胡萝卜素、生物碱、烟酸、维生素和游离氨基酸等。

材料

枸杞子 25 粒左右，沸水 200 毫升，玻璃杯 1 只。

泡法

1. 将开水稍微晾凉，至水的温度在 80 ~ 85℃。

2. 取玻璃杯，放入枸杞子，泡 2 ~ 3 分钟，放置微热即可饮用。

3. 在泡枸杞的时候，还可以加入其他食材，如菊花、金银花、红枣等等，使营养功效更丰富。

功效

枸杞子茶有滋阴潜阳、养肝明目的功效，有助于促进体内血液循环，帮助肝脏排出毒素。

饮用禁忌

阴虚人群、感冒发热者、高血压患者。

适宜饮用人群

长时间使用电脑的人群、中老年人和体弱多病者、肝肾不足的人群等。

大麦茶

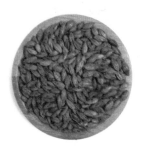
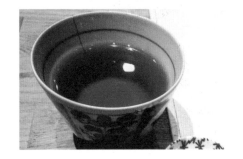

大麦茶是一种通过将炒熟的大麦加水冲泡而成的饮品。大麦味甘、性平，具有消胀、平胃、止渴、益气、调中、补血、健脾、化食的功效。

材料

大麦茶 1 ~ 2 克，沸水 250 毫升，玻璃杯 1 只。

泡法

1. 将沸水晾至 80 ~ 90℃左右备用。
2. 取大麦茶放入玻璃杯中。
3. 杯中注入晾好的的温开水，浸泡 3 ~ 5 分钟，待茶汤稍微冷却后，即可饮用。

功效

大麦茶所含有的淀粉酶有助于刺激胃酸分泌，并加快肠胃蠕动，有利于缓解消化不良或食欲不振的症状。此外，大麦茶中含有的生物类黄酮、锌、硒、铬等物质具有一定的抗氧化的效果，适量饮用能清除人体自由基，增强人的体质。

饮用禁忌

肠胃不好者；孕妇、产妇、哺乳期妇女；肝肾功能障碍者或高血压、心脏病患者；湿热或积食引起的胃脘胀痛和腹胀患者。

适宜饮用人群

浮肿、糖尿病患者及小便不利者；孕妇、肠胃功能紊乱人群等。

山楂饮

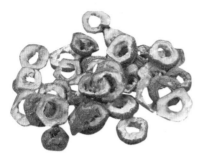 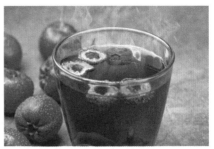

山楂,又名山里红、红果、绿梨,含有丰富的氨基酸、蛋白质、糖类、矿物质和维生素。它既可作为食品,又可作为中药材。其味酸甘、性微温,主要作用于脾、胃、肝经,具有消食积和化滞瘀的功效。

材料

山楂干 2 ~ 3 片,沸水 250 毫升,玻璃杯 1 只。

泡法

1. 将沸水晾至 60℃左右备用。

2. 取 2 ~ 3 片山楂干放入玻璃杯中。

3. 杯中注入约 250 毫升晾好的的温开水,浸泡 20 分钟左右即可饮用。

功效

山楂富含多种维生素、矿物质和微量元素,有助于补充营养。其三萜类和黄酮类成分有助于减少血管中的血脂沉淀。山楂的酸性物质能刺激胃酸分泌,适量饮用山楂泡水可以提升食欲,促进胃肠道的消化功能。

饮用禁忌

胃部疾病患者;出血性疾病患者;牙齿敏感人群;山楂饮不宜在空腹状态下服用。

高脂血症、高血压病、冠心病、单纯性肥胖症等病症患者。

柠檬水

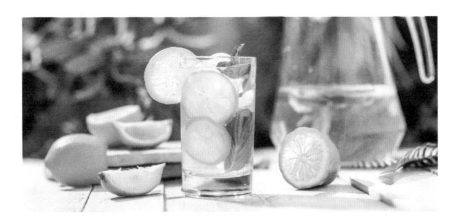

柠檬泡水有多种泡法，可以用鲜柠檬切片冲泡，也可以将柠檬片进行烘干或晒干后泡水饮用。柠檬性温，具有止渴生津、祛暑安胎、疏滞、健胃、止痛、利尿等功能，对于浮肿虚胖等症状有缓解作用。

材料

柠檬 1 个，切片，开水适量，玻璃杯 1 只。

泡法

1.将新鲜柠檬表面用盐搓洗干净，切成薄片。

2.将开水晾至 50℃以下。

3.取玻璃杯，放入 2～3 片柠檬，加入晾好的温开水，泡 2～3 分钟即可饮用。也可加适量蜂蜜调味。

功效

柠檬含有丰富的维生素 C，有助于清除自由基，减少血管垃圾，帮助降低血压和血脂。柠檬水能促进胆汁生成，支持肝脏排毒，此外，还有助于控制胆汁过量，减少黏液质生成，并有助于溶解胆结石。

饮用禁忌

对柠檬过敏者；阴虚火旺者；胃酸过多以及胃溃疡患者；热证等患者。

适宜饮用人群

阳虚体质的人群；阴阳俱虚；脾胃虚寒证、多种呕吐、风寒表证、肺寒咳嗽等患者；外感风寒、手足厥冷的患者。

莓果茶

蓝莓和蓝莓等莓果可以和茶叶一同冲泡饮用，茶香混合果香，丰富味觉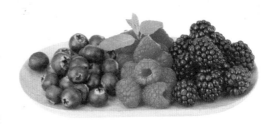层次。同时，莓果的果胶含量比较高，能有效降低胆固醇，防止动脉粥样硬化，促进心血管健康。树莓含有丰富的苹果酸和糖分，这些成分能促进肠胃对其他食物的消化与吸收，加快新陈代谢，减少消化不良和腹胀等不适症状。

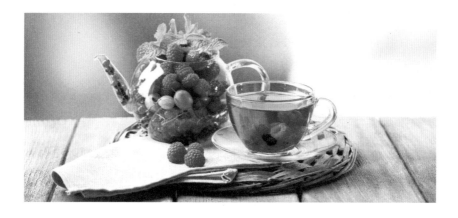

水果茶富含维生素 C 和抗氧化剂，有助于提高身体的排毒能力。

材料

树莓、蓝莓适量，红茶茶包 1 个，沸水适量，玻璃杯 1 只。

泡法

1. 将树莓、蓝莓，洗净滤干；将沸水晾至 90℃左右备用。

2. 取红茶茶包放入杯中，注入晾好的温开水，大约 5 ~ 8 分钟，至茶汤变色后将茶包取出。

3. 取适量蜂蜜放入茶中均匀搅拌，放入备好的树莓和蓝莓，大约 10 分钟左右，待水果与茶汤逐渐渗透，即可饮用。

功效

具有清凉止渴、健胃消食的功效，对于食欲不振、消化不良等症状有很好的缓解作用。

饮用禁忌

对树莓过敏的人群；胃肠功能较差的人群；糖尿病患者等。

适宜饮用人群

营养不良的人；糖尿病患者；尿道炎患者；孕妇；长期接触电子产品的人群；容易上火人群。

菩提茶

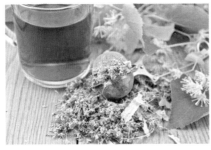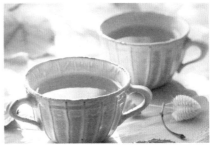

　　菩提花具有深沉的甜味和微妙的香辛料气息，气味持久，口感非常好。它有助于舒缓情绪，适合那些容易紧张或失眠的人饮用。此外，运动后饮用菩提茶也能让身体感到更加舒适。

材料

菩提花 5 克，沸水 500 毫升，陶瓷杯 1 只。

泡法

1. 将菩提花放入陶瓷杯。
2. 倒入沸水，盖上杯盖闷泡约 5 分钟即可饮用。

功效

　　这道茶饮有利于促进尿液排泄和帮助排毒，改善便秘问题。它还对缓解胃肠胀气、疼痛和消化不良等症状有帮助。还有助于杀菌消炎，促进新陈代谢，并支持身体的排毒功能。

饮用禁忌

　　虚寒性体质者；脾胃虚弱者；风寒感冒者避免饮用。避免与咖啡、浓茶等同时饮用，以免影响菩提茶的功效；避免空腹饮用。

睡眠质量差或长期失眠的人群；精神过度紧张导致便秘的人；精神压力大和焦虑的人；热性体质的人群。

蜂蜜柚子茶

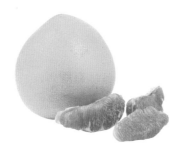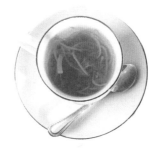

材料

柚子 500 克（连皮带瓤），白糖 100 克（蔗糖最佳），蜂蜜 250 克（洋槐花蜜等香味淡的蜜类），玻璃杯 1 只。

做法

1. 将柚子放入 65℃的热水中浸泡 5 分钟，洗净擦干。

2. 刮去柚子表皮，切成细丝，用盐腌制片刻。剥离果肉，去核及薄皮，并掰碎。

3. 将柚子皮、果肉、冰糖放入锅中，加入一碗水。大火煮沸后改小火，熬至柚皮金黄透亮，约 1 小时，搅拌以防粘锅。待汤汁浓稠时停火，晾凉至 65℃。

4. 将蜂蜜加入凉透的柚子汤汁中，搅拌均匀。装入消毒好的玻璃瓶中，冷藏 1 周，口感更佳。

泡法

取适量蜂蜜柚子，用温水冲调，即可饮用。

功效

蜂蜜柚子茶有清热去火、健脾润肠、调节血压等功效。同时，其中富含较多有机酸、维生素、矿物质（如钙、磷、镁、钠）等营养成分，可以补充营养。柚子含酸，能刺激肠胃，促进胃液分泌，清除油腻。

饮用禁忌

脾胃虚弱的人；阳气亏虚的人；糖尿病患者；有腹泻、腹胀等胃肠不适症状的人。

适宜饮用人群

烦渴和痰多；经常便秘、容易生暗疮的患者；高血压的人群。